1426/2001

Herausgegeben von Auswertungs- und Informationsdienst für Ernährung, Landwirtschaft und Forsten (aid) e.V.
Friedrich-Ebert-Str. 3
53177 Bonn
Internet: http://www.aid.de
E-Mail: aid@aid.de
mit Förderung durch das Bundesministerium für Verbraucherschutz, Ernährung und Landwirtschaft
und der
CMA Centrale Marketing-Gesellschaft der deutschen Agrarwirtschaft mbH
Koblenzer Str. 148, 53117 Bonn
Internet: http://www.cma.de.
Die inhaltliche Gesamtverantwortung liegt – unbeschadet möglicher Kooperationen – allein beim aid.

Text:
Dr. Monika Düngenheim, Köln

Redaktion:
Dr. Andrea Moritz, aid

Bilder:
P. Meyer, aid: S. 9, 11 links, 13;
CMA: S. 4-6, 8, 12, 14 oben, 15 unten, 16-18, 20-31, 34, 35;
Kölln Flocken: S. 28;
Klaus Arras, Köln: S. 11 rechts;
alle übrigen MEV und projectphotos

Gestaltung:
Graphik Rolf Schirmbeck,
53340 Meckenheim

Druck:
Moeker Merkur Druck GmbH
Niehler Gürtel 102, 50733 Köln

ISBN 3-8308-0126-2

www.aid.de

www.cma.de

Obst und Gemüse sind faszinierende Lebensmittel … 5

Bioaktive Substanzen beeinflussen den Körper-Stoffwechsel 6

Sekundäre Pflanzenstoffe 7

Den Selbstschutz stärken 7

Schützende Wirkungen entdeckt 7

- Schutz der Körperzellen vor freien Radikalen 7
- Erfolgreich im Kampf gegen Krebs 8
- Gut für Herz und Kreislauf 9
- Weniger Chancen für Bakterien, Viren und Pilze 11
- Positiv für den Blutzuckerspiegel 11
- Wirksam bei Entzündungen 11
- Stärkung des Immunsystems 11

Täglich 5 Portionen Obst und Gemüse 12

- Soll und Haben liegen weit auseinander 12
- „5 am Tag“ – ganz griffig 13
- „5 am Tag“ ist leicht erreicht 13

Bioaktiv einkaufen, lagern und zubereiten 15

Einkaufstipps 15

- Regionale Saisonprodukte sind bioaktiver 15
- Frische kann man sehen, riechen, schmecken und fühlen 15
- Der richtige Reifegrad 15

Lagerungstipps 16

- Kühl und dunkel 16

Zubereitungstipps 16

- Aber bitte mit Schale 16
- Licht, Luft und Hitze schaden 17

Für den Vorrat 17

- Tiefkühlen, einmachen, trocknen 17

Rezepte:
Bioaktiv zu jeder Jahreszeit **18**

Frühlingsfrische Rezepte 20

Traumhaft leichte Sommerkreationen 23

Herbstliches Obst- und Gemüse-Allerlei 26

Farbenfrohe Winter mit Obst und Gemüse 29

Ballaststoffe **32**

Schutz vor Verdauungsstörungen und Krebs 32

Günstige Wirkung auf Blutzucker- und Blutcholesterinspiegel 32

Dämpfung des Hungergefühls 33

Mindestens 30 g pro Tag 33

Milchprodukte und Sauergemüse **34**

Checken Sie Ihr Bioaktiv-Konto **35**

aid-Medien **37**

Bestellformular **38**

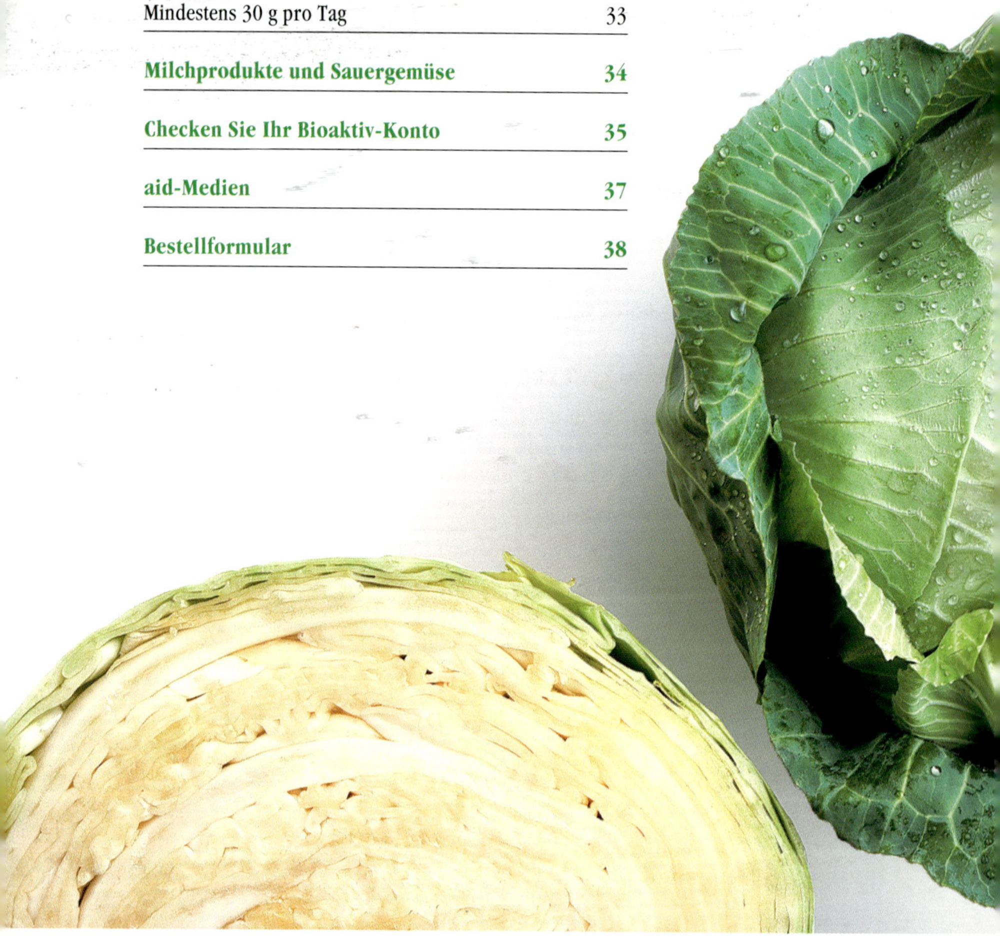

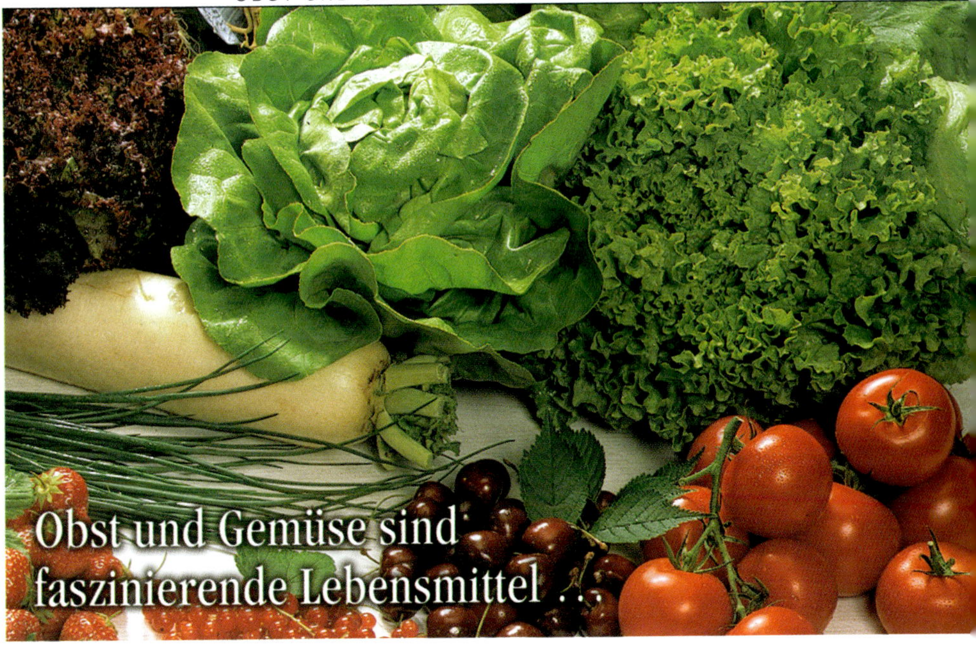

Obst und Gemüse sind faszinierende Lebensmittel ...

... mit einer reichen Palette gesundheitsfördernder Inhaltsstoffe. Sie enthalten viele Vitamine und Mineralstoffe, die für unseren Stoffwechsel im Körper unentbehrlich sind. Zudem sind Obst und Gemüse kalorienarm und selbst in großen Mengen gut verträglich für die Figur.

Damit aber nicht genug: Obst und Gemüse tragen auch eine Reihe bioaktiver Substanzen in sich, z.B. Ballaststoffe und sekundäre Pflanzenstoffe.

Die gesundheitsfördernde Wirkung von Obst und Gemüse bestätigen Ergebnisse zahlreicher Langzeitstudien. So sind bioaktive Stoffe Helfer im Kampf gegen Krebs, Herzinfarkt, Infektionen und vieles mehr. Der Zusammenhang ist eindeutig: Je höher der Obst- und Gemüseverzehr, desto besser der Gesundheitsschutz.

Welche schützenden Kräfte die bioaktiven Stoffe im Detail entfalten, erfahren Sie in dieser Broschüre. Hinweise für den Einkauf von Obst und Gemüse, zahlreiche Tipps für die Lagerung und Zubereitung sowie ein bioaktiver Check helfen, das tägliche „Bioaktiv-Konto" im Plus zu halten - Ihr eigener Beitrag für Gesundheit und Wohlbefinden Ihres Körpers.

Obst und Gemüse sind aber nicht nur gesund. Sie bringen Farbe auf den Teller und bereichern den Speiseplan um kulinarische Varianten. Probieren Sie unsere köstlichen Rezepte aus, variieren und experimentieren Sie. Obst und Gemüse setzen Ihrer Fantasie keine Grenzen.

Das Ziel ist klar:

5 mal am Tag
Obst und Gemüse!

So leicht und lecker kann es sein, die eigene Gesundheit und die der ganzen Familie zu schützen.

5 am Tag
OBST & GEMÜSE

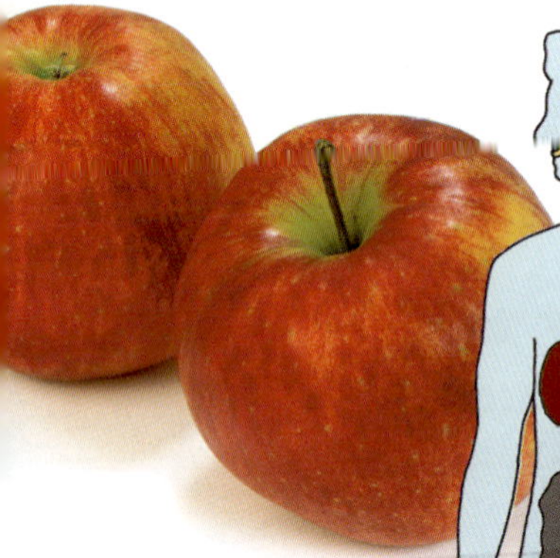

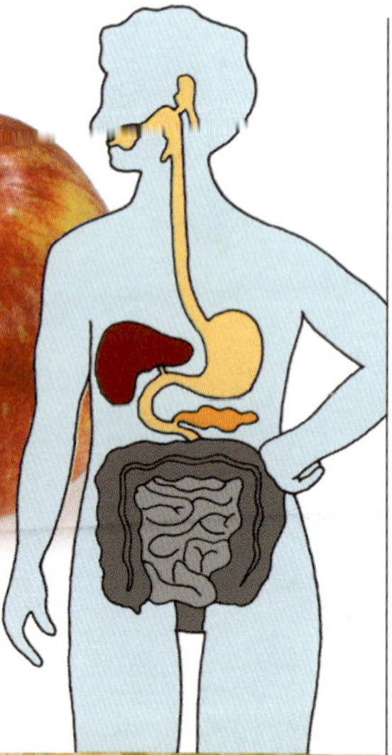

Bioaktive Substanzen beeinflussen den Körper-Stoffwechsel

Bioaktive Substanzen sind natürliche Inhaltsstoffe von Lebensmitteln, die aktiv in den menschlichen Stoffwechsel eingreifen. Sie sind für den Menschen nicht lebensnotwendig – im Gegensatz zu Vitaminen oder Mineralstoffen. Sie erfüllen aber im Körper wichtige Aufgaben.

Bioaktiv sind die Ballaststoffe in Getreide, Kartoffeln, Hülsenfrüchten, Gemüse und Obst sowie Milchsäure und Milchsäurebakterien z.B. in Joghurt oder Sauerkraut. Den größten Anteil an den bioaktiven Substanzen haben die sekundären Pflanzenstoffe, die vor allem in Obst und Gemüse, aber auch in Hülsenfrüchten, Getreide und Nüssen enthalten sind.

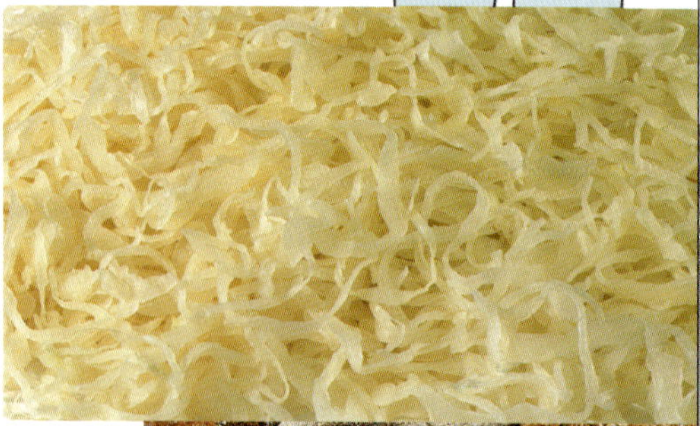

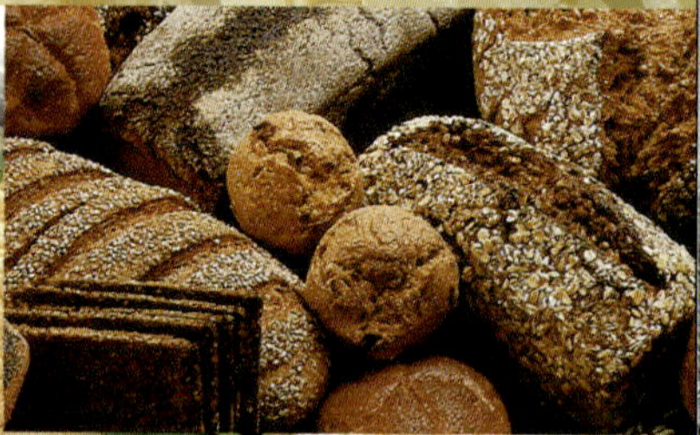

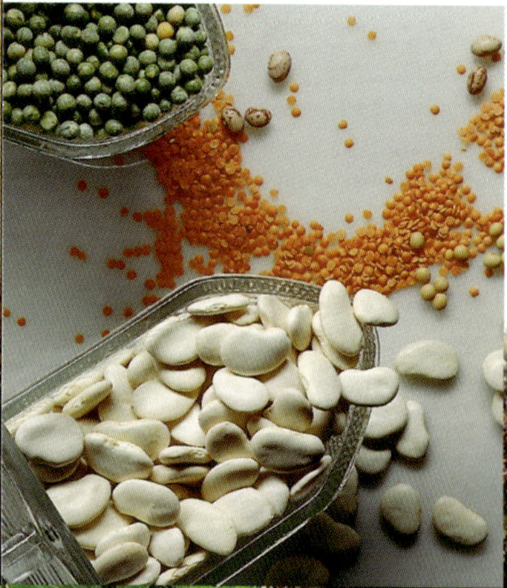

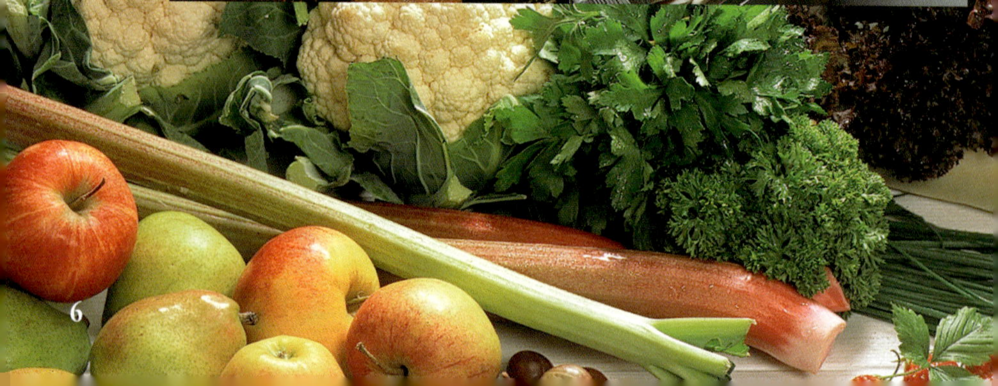

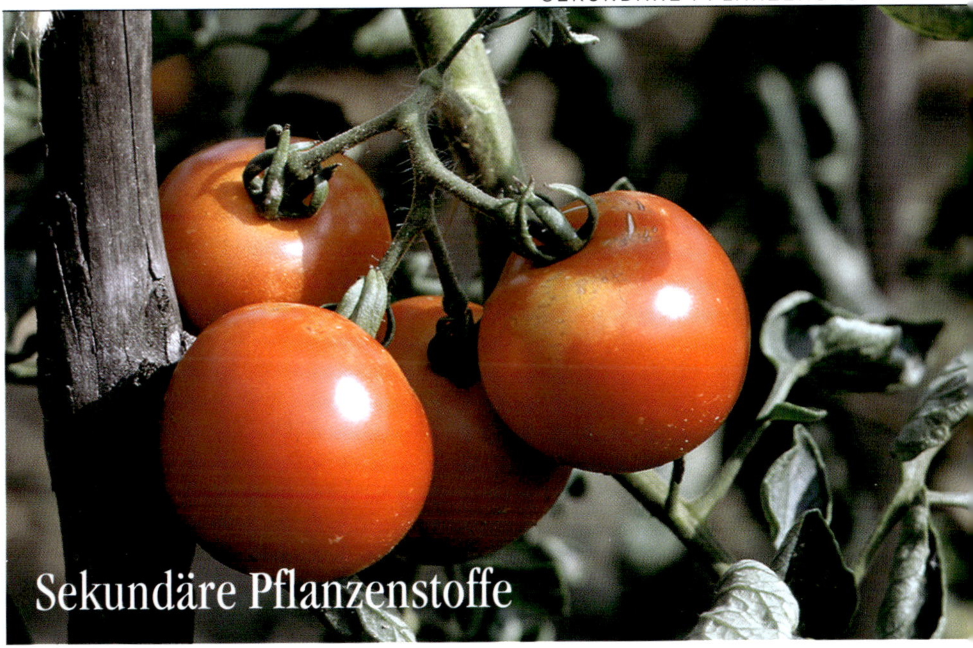

Sekundäre Pflanzenstoffe

Den Selbstschutz stärken

Die Pflanze bildet sekundäre Pflanzenstoffe, um sich vor natürlichen Feinden wie Insekten, Bakterien und Pilzen zu schützen. Oder um Nützlinge anzulocken, die ihre Samen verbreiten und damit ihr Überleben sichern.

Schützende Wirkungen entdeckt

Zahlreiche wissenschaftliche Studien haben zumindest in Laborversuchen bestätigt, was Forscher bisher nur vermuteten: Sekundäre Pflanzenstoffe entfalten auch im Körper viele Schutzwirkungen. Auf Seite 10 gibt es einen Überblick über die gesundheitsfördernden Kräfte der bekanntesten Vertreter dieser Pflanzenstoffe: Carotinoide, Flavonoide, Glucosinolate, Phytosterine, Saponine, Enzym-Inhibitoren, Monoterpene, Phytoöstrogene, Sulfide und Polyphenole.

Schutz der Körperzellen vor freien Radikalen

Freie Radikale sind äußerst angriffslustige, sauerstoffreiche Verbindungen, die wir mit der Nahrung und der Atemluft aufnehmen und die unser Körper auch ständig selbst bildet. Das ist zunächst einmal ganz natürlich und auch notwendig, um beispielsweise das Immunsystem zu aktivieren.

Viele der wertvollen Radikalfänger in Obst und Gemüse sitzen direkt in oder dicht unter der Schale.

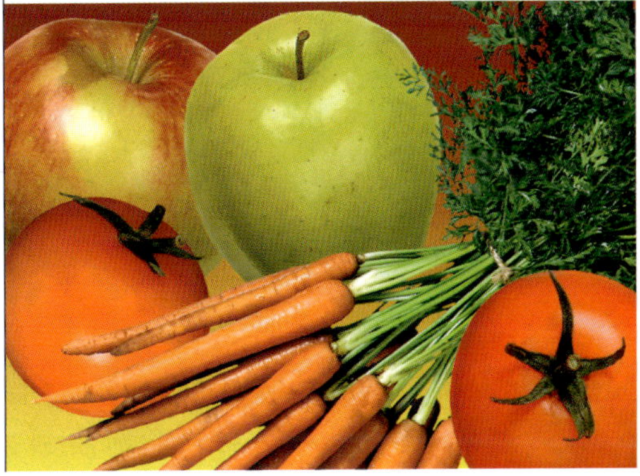

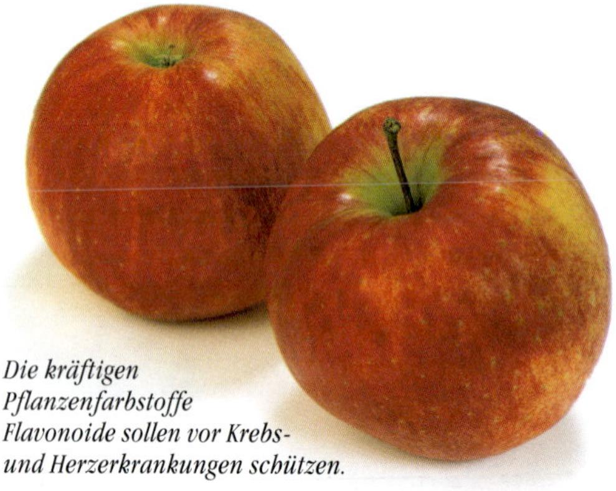

Die kräftigen Pflanzenfarbstoffe Flavonoide sollen vor Krebs- und Herzerkrankungen schützen.

Wenn freie Radikale allerdings überhand nehmen oder ungehemmt reagieren können, dann richten sie großen Schaden an: Körperzellen werden beschädigt oder sogar zerstört. Wahrscheinlich spielen freie Radikale eine Schlüsselrolle bei der Entstehung von Krebs, Herzinfarkt, Arterienverkalkung, Grauem Star und weiteren Erkrankungen.

Die positiven Wirkungen von Kohlgemüse sind unbestritten.

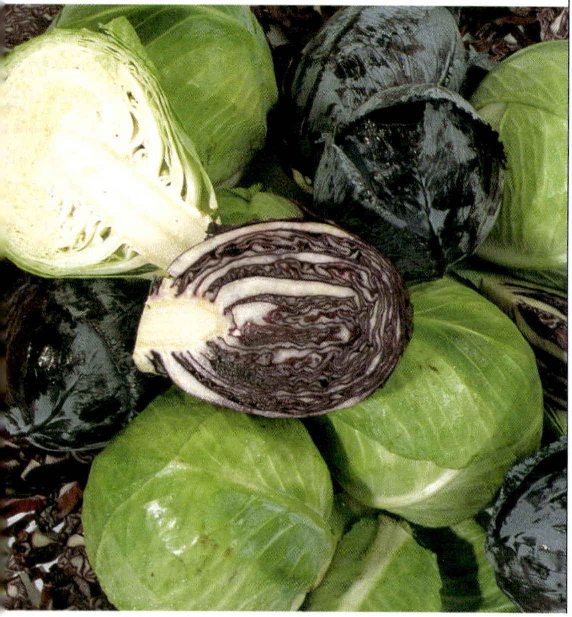

Umwelteinflüsse wie Zigarettenrauch, Röntgen- und UV-Strahlung sowie Umweltverschmutzung erhöhen die Menge an freien Radikalen im Körper und führen vermehrt zu gesundheitsschädlichen Reaktionen, die chemisch als Oxidation bezeichnet werden. Als hochwirksam im Kampf gegen diese oxidativen Prozesse haben sich einige körpereigene Enzyme und die Vitamine C, E, das Beta-Carotin als Vorstufe des Vitamin A sowie der Mineralstoff Selen erwiesen. Auch viele sekundäre Pflanzenstoffe verstärken den körpereigenen Schutz vor unerwünschten Oxidationen, indem sie freie Radikale unschädlich machen. Vor allem gelbe, orangerote und rote Obst- und Gemüsearten sowie dunkelgrüne Gemüse enthalten zahlreiche Radikalfänger.

Erfolgreich im Kampf gegen Krebs

Eine falsche Ernährungsweise wird als einer der Hauptverursacher von Krebs angesehen. Krankheiten können vielfältig durch Essen und Trinken beeinflusst werden. Durch Übergewicht generell, eine zu hohe Fettaufnahme beispielsweise oder auch durch eine falsche Zusammenstellung der Ernährung, in der Obst und Gemüse zu kurz kommen. Laborstudien haben bewiesen: Alle sekundären Pflanzenstoffe in Obst und Gemüse können im Modellversuch Zellentartungen und Krebswucherungen auf unterschiedliche Art und Weise verhindern. Einige sorgen dafür, dass krebserregende Stoffe erst gar nicht entstehen oder rasch ausgeschieden werden. Andere verhindern, dass krebserregende Stoffe zu Krebsauslösern werden. Eine weitere Gruppe blockiert das Wachstum oder die Ausbreitung bösartiger Tumorzellen.

So vielfältig die Wirkung, so eindeutig das Ergebnis: Das Risiko, an Krebs zu erkranken, sinkt mit zunehmendem Obst- und Gemüseverzehr.

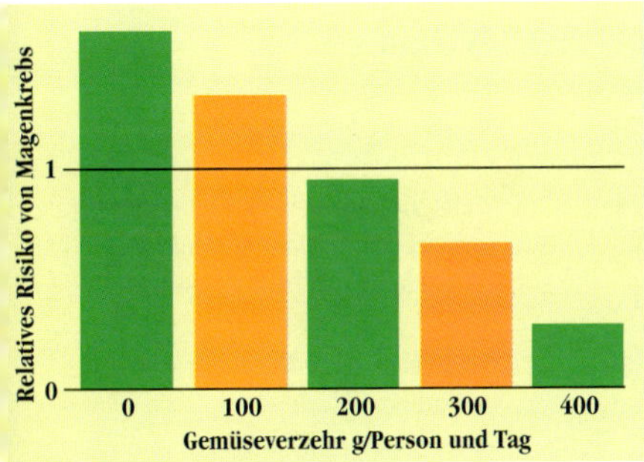

Das Risiko von Magenkrebs kann um 60 Prozent sinken, wenn der Gemüseverzehr täglich von 100 g auf 350 g steigt.

Die Statistik zeigt, dass beispielsweise das Risiko für Magenkrebs desto niedriger ist, je höher der tägliche Gemüseverzehr ist. Ein überzeugendes Argument für mehr Obst und Gemüse.

Gut für Herz und Kreislauf

Herzinfarkt und Schlaganfall, als Folgen von Herz-Kreislauferkrankungen, gehören in Westeuropa zu den Haupttodesursachen.

In Ländern mit hohem Obst- und Gemüseverzehr wie Italien, Spanien oder Griechenland treten Herz-Kreislauferkrankungen deutlich seltener auf. Beachtenswert ist in diesem Zusammenhang der positive Effekt zahlreicher sekundärer Pflanzenstoffe aus Obst und Gemüse auf die Risikofaktoren hoher Blutdruck und hoher Blutcholesterinspiegel. Einige sekundäre Pflanzenstoffe können auch Blutgerinnsel verhindern, die die Blutgefäße verstopfen. Ebenso wichtig ist das Vermögen vieler sekundärer Pflanzenstoffe freie Radikale abzufangen, denn diese können die Blutgefäßwände dauerhaft schädigen.

Lauchgemüse können die Cholesterinbildung in der Leber unterdrücken und so Herz-Kreislauferkrankungen vorbeugen.

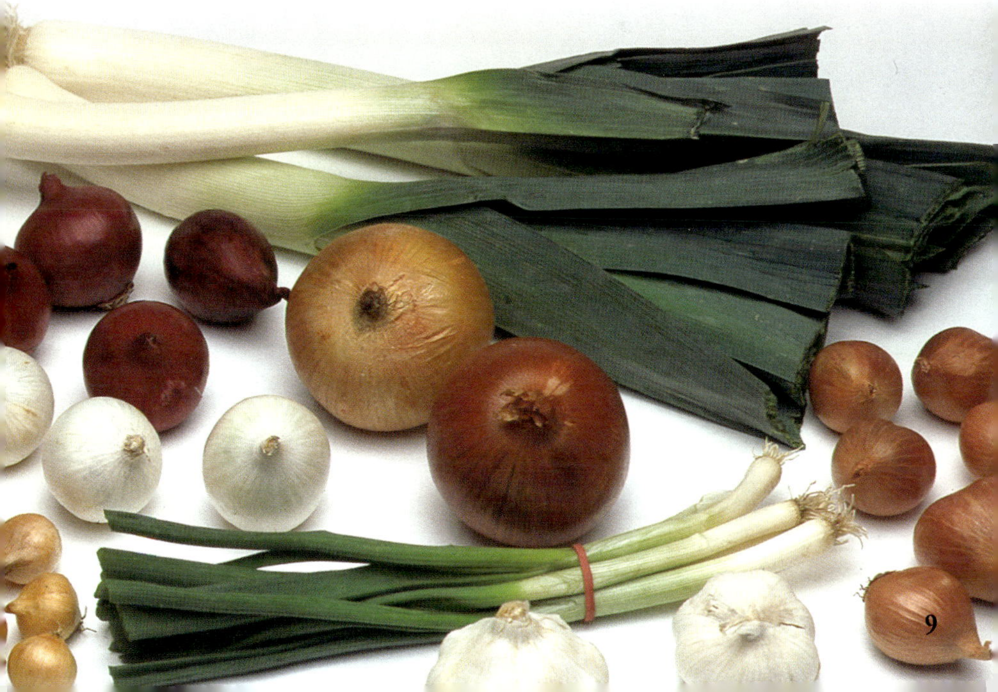

Sekundäre Pflanzenstoffe und ihre gesundheitliche Wirkung

Sekundäre Pflanzenstoffe	z.B. enthalten in ...	Möglicher Schutz vor ...
Carotinoide Gelbe, orangerote und rote Farbstoffe der Pflanzen	Möhren, Paprika, Aprikosen, Tomaten, Kürbis, dunkelgrünes Gemüse	Krebs, Herz-Kreislauferkrankungen, Zellschäden durch freie Radikale, Schwächung des Immunsystems
Glucosinolate Schwefelhaltige Verbindungen mit scharfem Geschmack und intensivem Geruch	Kohlgemüse, Rettich, Kresse, Radieschen, Sauerkraut	Krebs, Herz-Kreislauferkrankungen, Infektionen durch Viren / Bakterien / Pilze
Enzyminhibitoren Pflanzenstoffe, die die Verdauung von Eiweiß und Stärke hemmen	Getreide, Sojabohnen, Erbsen, Linsen, Bohnen, Kartoffeln	Krebs, Zellschäden durch freie Radikale, Diabetes
Phytoöstrogene Pflanzliche Hormone, die im Aufbau und in der Wirkung dem weiblichen Sexualhormon Östrogen ähneln	Sojabohnen, Getreide, Leinsamen, Erbsen, Linsen, Bohnen	Krebs, Herz-Kreislauferkrankungen
Phytosterine Pflanzliche Fette, die im Aufbau dem tierischen Cholesterin ähneln, aber entgegengesetzt wirken	Soja, Avocado, Sonnenblumenkerne, Sesam, Getreidekeime, Nüsse, kaltgepresste, nicht raffinierte Pflanzenöle	Krebs, Herz-Kreislauferkrankungen
Polyphenole Flavonoide = gelbe, leuchtend rote, violette und blaue Pflanzenfarbstoffe Phenolsäuren = aromagebende Gerb-, Bitter- und Scharfstoffe	Flavonoide in Rotkohl, Radieschen, roten Zwiebeln, roten Salaten, Auberginen, roten Kirschen, Äpfeln, Pflaumen, Pfirsichen. Phenolsäuren in Erdbeeren, Walnüssen, Trauben	Krebs, Herz-Kreislauferkrankungen, Zellschäden durch freie Radikale, Infektionen durch Viren / Bakterien / Pilze, Entzündungen, Diabetes
Saponine Pflanzliche Inhaltsstoffe mit bitterem Geschmack, Emulgator- und Schaumwirkung	Erbsen, Bohnen, Linsen, Spargel, Spinat, rote Bete	Krebs, Herz-Kreislauferkrankungen, Infektionen durch Viren / Bakterien / Pilze, Schwächung des Immunsystems
Sulfide Schwefelhaltige Wirkstoffe mit starkem Geruch und Geschmack	Lauchgewächse wie Knoblauch, Zwiebel, Porree, Schnittlauch	Krebs, Herz-Kreislauferkrankungen, Zellschäden durch freie Radikale, Infektionen durch Viren / Bakterien / Pilze, Entzündungen, Verdauungsstörungen
Monoterpene Aromatische, ätherische Öle in Pflanzen	Gewürze wie Kümmel, Anis, Fenchel, Koriander, Basilikum, Zitrusfrüchte	Krebs, Verdauungsstörungen, Infektionen durch Viren / Bakterien / Pilze

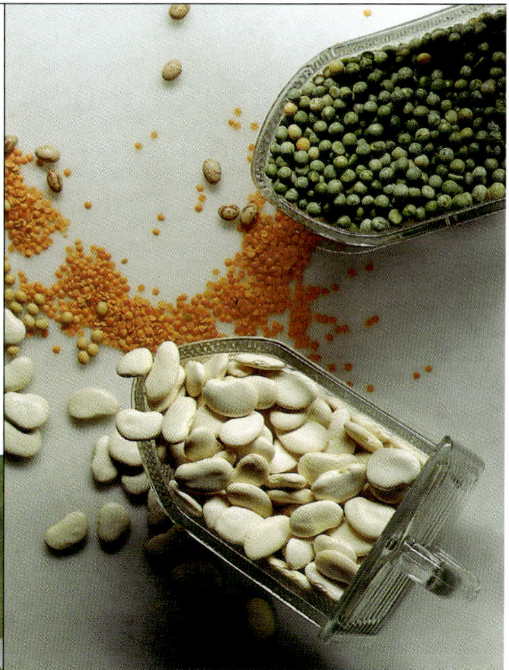

Weniger Chancen für Bakterien, Viren und Pilze

Besonders Knoblauch und Zwiebeln unterstützen die Abwehr gegen Bakterien. In der Naturmedizin werden sie seit Jahrtausenden zur Behandlung von Infektionskrankheiten eingesetzt.

Auch scharf schmeckende Kräuter und Gemüse wie Meerettich, Kresse und Radieschen helfen, Bakterien, Viren und Pilze im Körper zu bekämpfen.

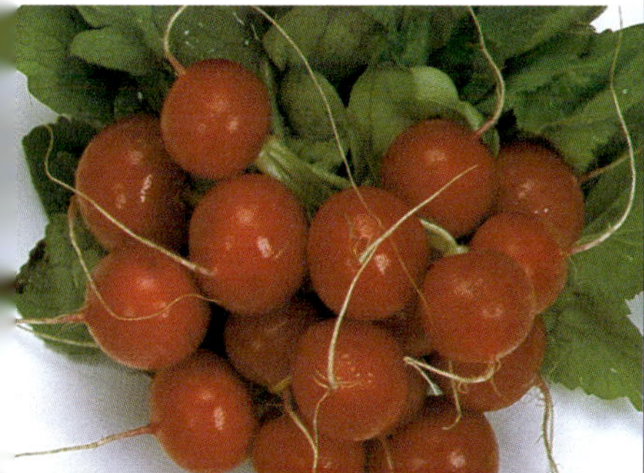

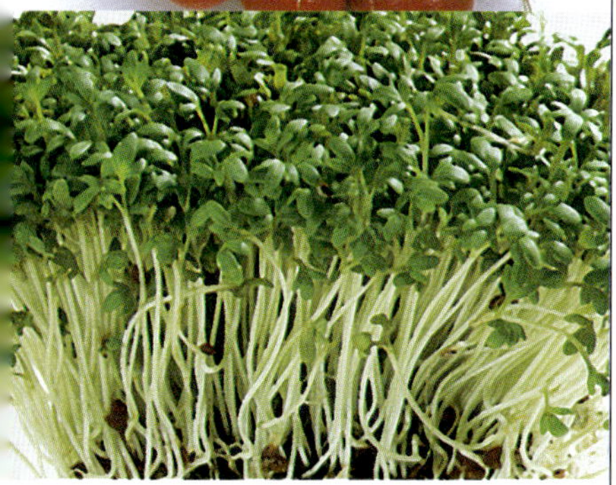

Wirksam bei Entzündungen

Entzündungen sind Reaktionen des Körpers auf Verletzungen des Körpergewebes. Im verletzten Gewebe werden Botenstoffe und Gewebshormone freigesetzt, die zu Rötungen, Schwellungen und Schmerzen führen. Sekundäre Pflanzenstoffe können die entzündungsbedingten Beschwerden mildern, indem sie die Bildung von Botenstoffen hemmen. Als äußerst wirkungsvolle Heil- und Vorbeugemittel gegen Entzündungen haben sich Inhaltsstoffe von Knoblauch und Zwiebeln erwiesen.

Positiv für den Blutzuckerspiegel

Sekundäre Pflanzenstoffe in Hülsenfrüchten (Bohnen, Erbsen, Linsen, Sojabohnen), Getreide und Kartoffeln tun das ihre für einen ausgeglichenen Blutzuckerspiegel. Sie verlangsamen den Abbau von Kohlenhydraten. Auf diese Weise wird der Körper nicht von hohen, rasch ins Blut gelangenden Zuckermengen überfordert.

Stärkung des Immunsystems

Als Nahrungsmittel zur Stärkung des Immunsystems sind vor allem die Vitamin C-reichen Beeren und Zitrusfrüchte bekannt. Doch nicht nur Vitamin C – auch die Vitamine A, D und E sowie der Mineralstoff Selen – mobilisieren unsere Abwehrkräfte. Studien belegen außerdem den Effekt vieler sekundärer Pflanzenstoffe.

Täglich 5 Portionen Obst und Gemüse

Damit die sekundären Pflanzenstoffe ihre Kräfte voll entfalten können, empfehlen Ernährungswissenschaftler und Mediziner fünf Portionen Obst und Gemüse am Tag. „5 am Tag" heißt auch das Motto der großen deutschen Gesundheitskampagne, die von Behörden, Verbänden, Institutionen und zahlreichen Unternehmen aus dem Gesundheits- und Ernährungsbereich ins Leben gerufen wurde. Ziel der Gemeinschaftsaktion ist eine dauerhafte Steigerung des Obst- und Gemüseverzehrs, denn die Statistik zeigt: Obst und besonders Gemüse kommen in Deutschland viel zu selten auf den Tisch.

Soll und Haben liegen weit auseinander

Mit durchschnittlich 85 kg pro Kopf und Jahr essen die Deutschen nicht einmal halb so viel Gemüse wie Italiener, Spanier oder Griechen. Beim Obst sieht es schon besser aus. Die Deutschen essen immerhin 118 kg pro Kopf und Jahr im Schnitt.

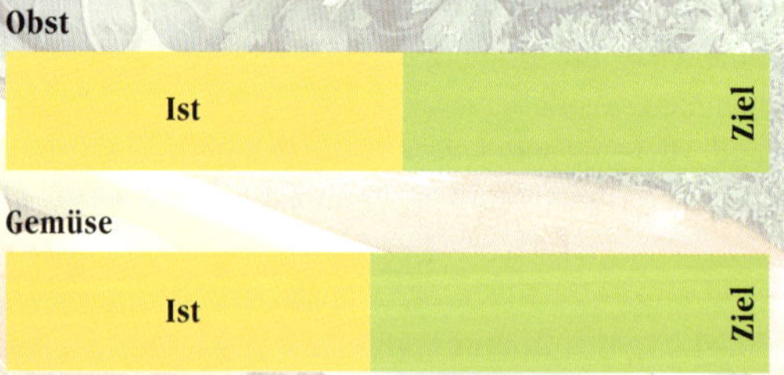

Täglich mindestens 250 - 300 g Obst (2 Portionen) und ungefähr 370 g Gemüse (3 Portionen) sollen es sein, sagen die Gesundheitsexperten.

Abwiegen ist dabei gar nicht nötig: Eine Portion entspricht ungefähr einer „Hand voll" rohem, unzerkleinerten Gemüse oder Obst. Jeweils eine der fünf Portionen kann abwechselnd durch ein Glas (200 ml) Obst- oder Gemüsesaft aus 100 % Saft ersetzt werden.

Fruchtsaftgetränke und Nektare sind nicht geeignet. Sie enthalten viel weniger Fruchtanteil. Achten Sie beim Kauf von Gemüsesäften auf das Etikett: Im Zutatenverzeichnis steht, was drin ist. Viele Gemüsesäfte sind unnötig gewürzt und gesalzen.

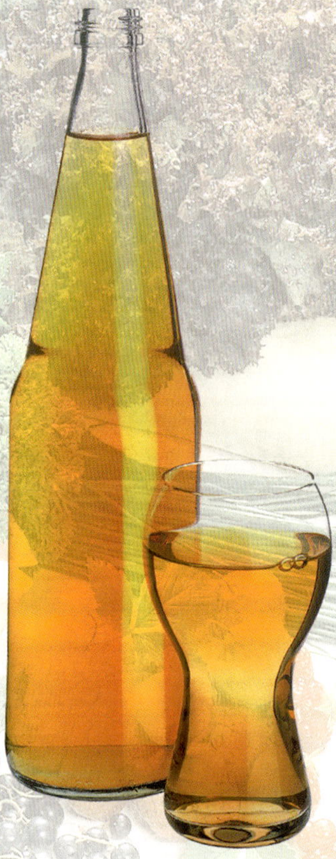

5 am Tag – ganz griffig
Fünf Portionen Obst oder Gemüse lassen sich mit den Händen abmessen. Eine Portion Obst oder Gemüse passt in:

1 Hand: Apfel, Birne, Orange, Banane, Pfirsich etc.

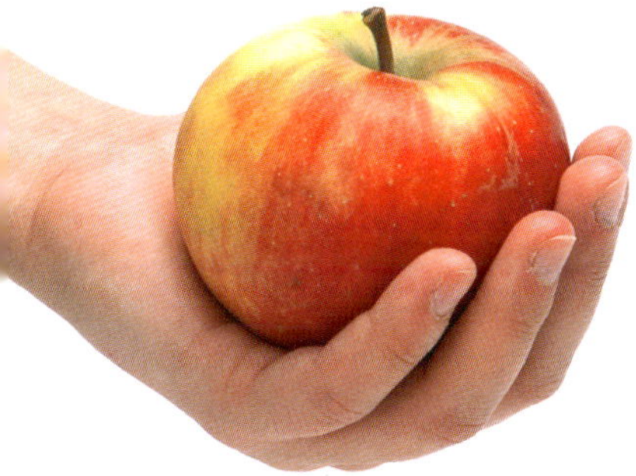

2 Hände: Erdbeeren, Himbeeren, Heidelbeeren, Johannisbeeren, etc.

1 Hand: rohes, unzerkleinertes Gemüse

1 Hand: getrocknete Hülsenfrüchte wie Erbsen, Bohnen, Linsen

2 Hände: geputztes, zerkleinertes oder tiefgefrorenes Gemüse

Eine Portion Obst in getrockneter Form entspricht z.B. 5 getrockneten Aprikosen, Pflaumen, Datteln oder 2 Feigen.

„5 am Tag" ist leicht erreicht
Fünf Portionen Obst und Gemüse lassen sich problemlos in den täglichen Speiseplan aufnehmen:

Zum Start in den Tag:
einen Apfel ins Müsli oder ein Glas Fruchtsaft

Das zweite Frühstück:
Obst oder belegtes Brot mit einem großen Stück Gurke oder Kohlrabi oder einer Hand voll Radieschen etc.

Mittags:
eine Portion Brokkoli mit Kartoffeln, ein kleines Stück Fleisch oder Fisch und zum Nachtisch Erdbeeren mit Joghurt.

Am Nachmittag:
eine Karotte oder einen Kohlrabi zum Knabbern zwischendurch

Abends:
Brot mit Kräuterquark und Tomatensalat

Der Saldo heißt an diesem Tag:
- 3 Portionen Obst
- mehr als 3 Portionen Gemüse

Sie sehen, 5 am Tag ist kein Problem.

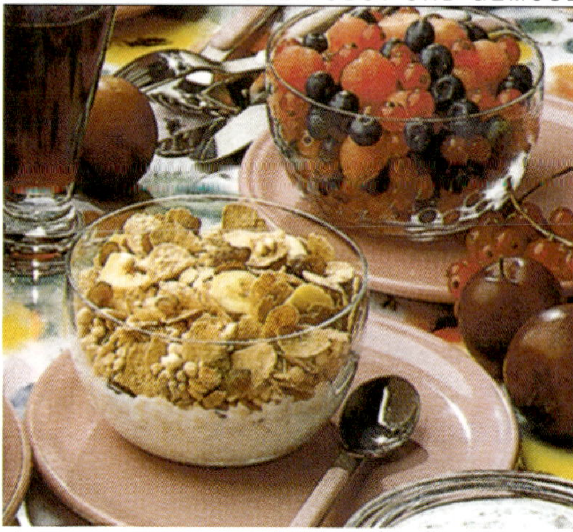

Das ideale „Frühstückchen" – ein Müsli mit frischem Obst

Das Müsli zum Frühstück oder zwischendurch lässt sich mit Obst, in frischer oder getrockneter Form, lecker „aufpeppen".

Wer lieber Brot zum Frühstück mag, kann daraus ganz leicht einen bioaktiven Bissen machen. Garniert mit einer Hand voll frischer Kräuter, Salatblätter oder Gemüsestreifen schmeckt Brot besonders würzig oder erfrischend.

Wenn Sie morgens absolut keine feste Nahrung „runterkriegen", können Sie den Tag auch mit einem Glas Obst- oder Gemüsesaft bioaktiv beginnen.

Auch gegen das Leistungstief am späten Vormittag helfen die Fitmacher Obst und Gemüse. Eine Portion Obst oder Gemüsestücke ohne alles, als Milchmixgetränk, mit Kräuterdip oder vermischt mit Joghurt oder Kefir lassen sich gut zu Hause und im Büro, zwischendurch oder als Nachtisch essen.

Wer die Möglichkeit hat, mittags zu Hause zu essen, kann Gemüse liebevoll zubereiten. Als Hauptgericht oder als üppige Beilage ist Gemüse ein kulinarischer Genuss. Schauen Sie in unseren Rezeptteil. Ein bioaktives Mittagessen lässt sich auch in der Kantine verwirklichen. Salate und Gemüse als Beilage und Obst zum Nachtisch werden fast überall täglich angeboten. Reste vom Gemüsegericht des Vortages überstehen die Nacht in Frischeboxen verpackt gut im Kühlschrank und schmecken im Büro auch kalt. Wer abends Zeit für die Vorbereitung seiner Mittagsmahlzeit hat, kann z.B. Salate herrichten. Blattsalate oder Gemüsestreifen in der Kunststoffbox und Dressing im Schraubglas lassen sich gut mitnehmen.

Damit Sie auch am Nachmittag bioaktiv bleiben, sollten Sie für den Hunger zwischendurch immer Obst und Gemüse der Saison parat haben. Auch getrocknetes Obst z.B. gemischt mit Joghurt schmeckt prima.

Den Abend können Sie bioaktiv ausklingen lassen, wenn Sie sich einen knackig frischen Salat gönnen und dazu Vollkornbrot essen. Köstliche, auf die Jahreszeit abgestimmte Kreationen finden Sie im Rezeptteil der Broschüre.

Übrigens: Mehr als fünf Portionen Obst und Gemüse am Tag schaden nicht, denn Obst und Gemüse sind keine Dickmacher.

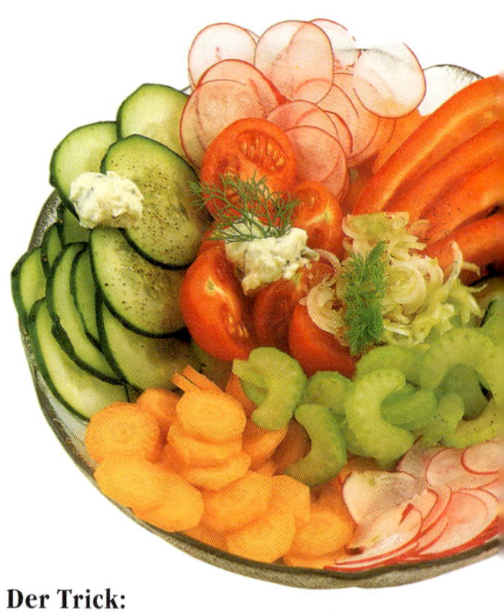

Der Trick:
Bei fertig zubereiteten Rohkosttellern greift jeder gerne zu!

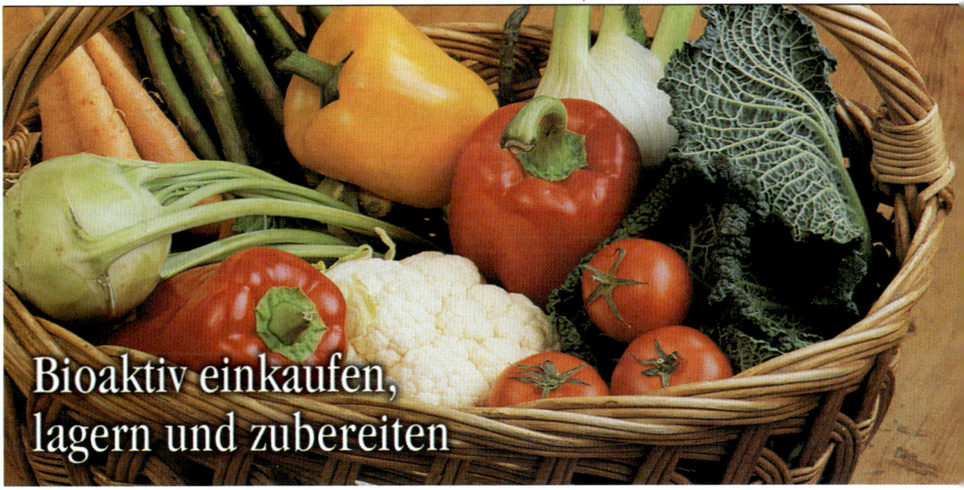

Bioaktiv einkaufen, lagern und zubereiten

Bioaktive Pluspunkte können Sie schon beim Einkauf, bei der Lagerung und bei der Zubereitung von Obst und Gemüse sammeln.

Einkaufstipps

Regionale Saisonprodukte sind bioaktiver

Obst und Gemüse aus der Region gelangen meist schneller auf den Tisch als Ware, die lange Transportwege hinter sich hat – ein Pluspunkt für Frische, Vitamine und sekundäre Pflanzenstoffe.

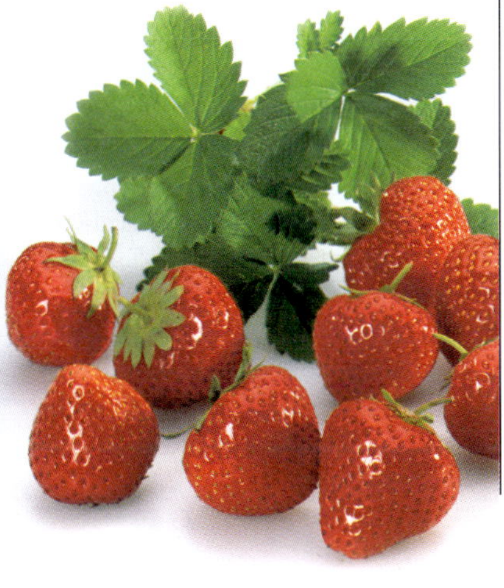

Zum natürlichen Reifezeitpunkt geerntet haben Obst und Gemüse ein optimales Aroma, die meisten Vitamine und den höchsten Gehalt an sekundären Pflanzenstoffen. Obst und Gemüse der Saison sind außerdem preiswerter.

Frische kann man sehen, riechen, schmecken und fühlen

Was frisch ist, sieht auch frisch aus. So zeigen wirklich frischer Spargel, Salat oder Pilze beim Anschneiden feuchte Schnittstellen. Der Anschnitt sollte nicht braun und vertrocknet aussehen. Die Frische von Erdbeeren erkennt man an den straffen Kelchblättern, die von Äpfeln an der knackigen Schale. Frische Kohlblätter fühlen sich fest an. Außerdem haben frisches Obst und Gemüse eine intensive Farbe und einen aromatischen Duft und Geschmack.
Schauen Sie genau hin beim Einkauf.

Der richtige Reifegrad

Nur reifes Obst und Gemüse ist aromatisch, vitaminreich und enthält die gesamte Fülle bioaktiver Inhaltsstoffe. Allerdings können auch einige unreif geerntete Früchte ihr volles Aroma entfalten. Am besten funktioniert die Nachreife bei Zimmertemperatur.

Es gibt aber viele Arten, die nach der Ernte nicht mehr nachreifen. Liegenlassen und auf mehr Geschmack zu warten, hat keinen Zweck. Nicht nachreifende Früchte sollten immer voll ausgereift eingekauft werden. Guter Geschmack und wertvolle Inhaltsstoffe sind nur dann garantiert.

Nachreifende Früchte	Nicht nachreifende Früchte
Äpfel	Ananas
Aprikosen	Auberginen
Avocados	Brombeeren
Bananen	Clementinen
Birnen	Erdbeeren
Feigen	Gemüsepaprika
Guaven	Granatäpfel
Heidelbeeren	Grapefruits
Kiwis	Gurken
Mangos	Himbeeren
Nektarinen	Kirschen
Pfirsiche	Limetten
Papayas	Limonen
Passionsfrüchte	Litchis
Pflaumen	Mandarinen
Tomaten	Orangen
Wassermelonen	Trauben
Zuckermelonen	Zitronen

Lagerungstipps

Kühl und dunkel
Die meisten Obst- und Gemüsearten lassen sich ein paar Tage im Obst- und Gemüsefach des Kühlschranks aufbewahren, am besten in luftdurchlässigen oder gelochten Folienbeuteln.
Einige Gemüsearten z.B. Auberginen, Gurken, grüne Bohnen, Kartoffeln, Kürbis, Paprika, Tomaten und Zucchini sind jedoch kälteempfindlich.
Auch Südfrüchte wie Ananas, Bananen, Mangos und Zitrusfrüchte sowie Melonen und Avocados vertragen keine Kälte.

Kälteempfindliche Sorten nicht im Kühlschrank aufbewahren, sondern gut verpackt an einem kühlen, dunklen Ort.

Zubereitungstipps

Aber bitte mit Schale
Viele sekundäre Pflanzenstoffe sitzen direkt in oder unter der Schale. So sind in der Schale von Möhren 85 Prozent der wertvollen Phenolsäuren enthalten.

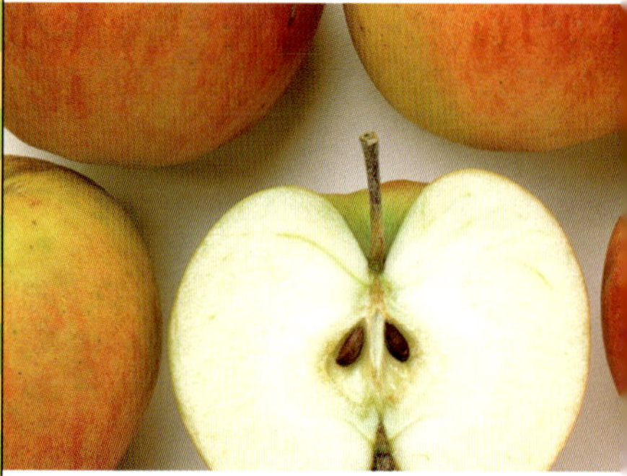

Tipps:

- Wenn möglich, Obst und Gemüse nicht schälen, sondern kurz, aber gründlich waschen und wenn nötig abbürsten.
- Gemüse- und Obstarten mit glatter Oberfläche wie Gurken oder Äpfel nach dem Waschen mit einem Tuch abreiben, um mögliche Schadstoffe zu entfernen.
- Auf keinen Fall Obst und Gemüse längere Zeit im Wasser liegen lassen, wertvolle Mineralstoffe sowie andere wasserlösliche Inhaltsstoffe werden ausgeschwemmt.

Licht, Luft und Hitze schaden
Zerkleinerte Lebensmittel bieten eine große Angriffsfläche für Sauerstoff, Licht und Keime.

Tipps:

- Zerkleinertes Obst und Gemüse nicht zu lange an der Luft stehen lassen.
- Die Zugabe von Zitronensaft oder Essig verhindert das Braunwerden und Vitamin C-Verluste.

Viele Vitamine und sekundäre Pflanzenstoffe sind hitzeempfindlich. Nach zehnminütigem Kochen gehen z.B. 50 % der Glucosinolate aus Weißkohl, Blumenkohl oder Kohlrabi ins Kochwasser über. Carotinoide aus dunkelgrünem Gemüse wie Salat, Spinat und Grünkohl können durch langes Kochen völlig zerstört werden.

Tipps:

- Kurz und schonend garen, am besten über Wasserdampf dämpfen oder in wenig Wasser oder Fett kurz garen. Garwasser für Soßen mit verwenden.
- Mahlzeiten nicht warmhalten; besser rasch abkühlen und wieder aufwärmen.

In gelb-orangen Gemüsen wie Karotten und Kürbis ist das Beta-Carotin relativ hitzestabil. Karotten beispielsweise sollten sogar etwas erhitzt werden, damit der Körper das Beta-Carotin besser aufnehmen kann.
In der Regel enthält unerhitzte Kost mehr Wirkstoffe als erhitzte.

Deshalb:

- Täglich mindestens eine Portion Rohkost essen.

Auch Sonnenlicht schadet der Bioaktivität.

Tipp:

- Obst und Gemüse kühl und dunkel aufbewahren. Den Obstkorb nicht auf die sonnige Fensterbank stellen.

Für den Vorrat

Tiefkühlen, einmachen, trocknen

Tiefgefrorenes Obst und Gemüse kann sehr wertvoll sein. Zum Teil ist der Gehalt an gesundheitsfördernden Stoffen sogar noch höher als in frischem Obst und Gemüse, das längere Zeit im Geschäft oder im Haushalt lagert.
Konserviertes Obst und Gemüse in Glas oder Dose wird meist durch Erhitzen haltbar gemacht. Vitamine werden dabei kaum mehr als durch den üblichen Garprozess geschädigt. Allerdings ist während der Lagerung mit weiteren Verlusten zu rechnen.
Als Zutat zu Müsli und Desserts oder einfach zum Knabbern zwischendurch bietet sich auch Trockenobst an. Getrocknete Aprikosen, Äpfel, Bananen, Birnen, Datteln, Kirschen, Pflaumen und Rosinen sind eine praktische 5-am-Tag-Portion.

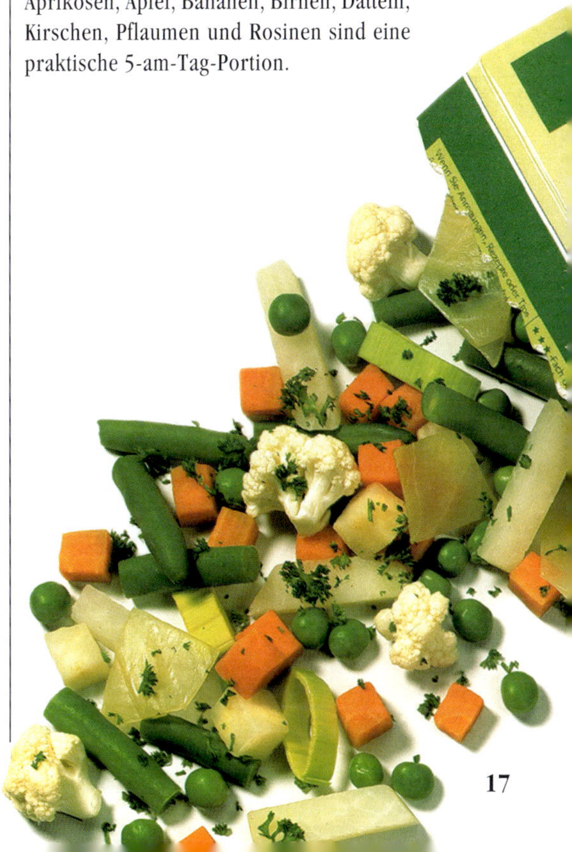

Rezepte:
Bioaktiv zu jeder Jahreszeit

Obst, Gemüse und Salat gibt es das ganze Jahr über. Besonders frisch, aromatisch, voller Vitamine und reich an bioaktiven Pflanzenstoffen sind Sorten, die zum natürlichen Reifezeitpunkt eingekauft und gegessen werden. Hier einige Beispiele für Frühling, Sommer, Herbst und Winter.

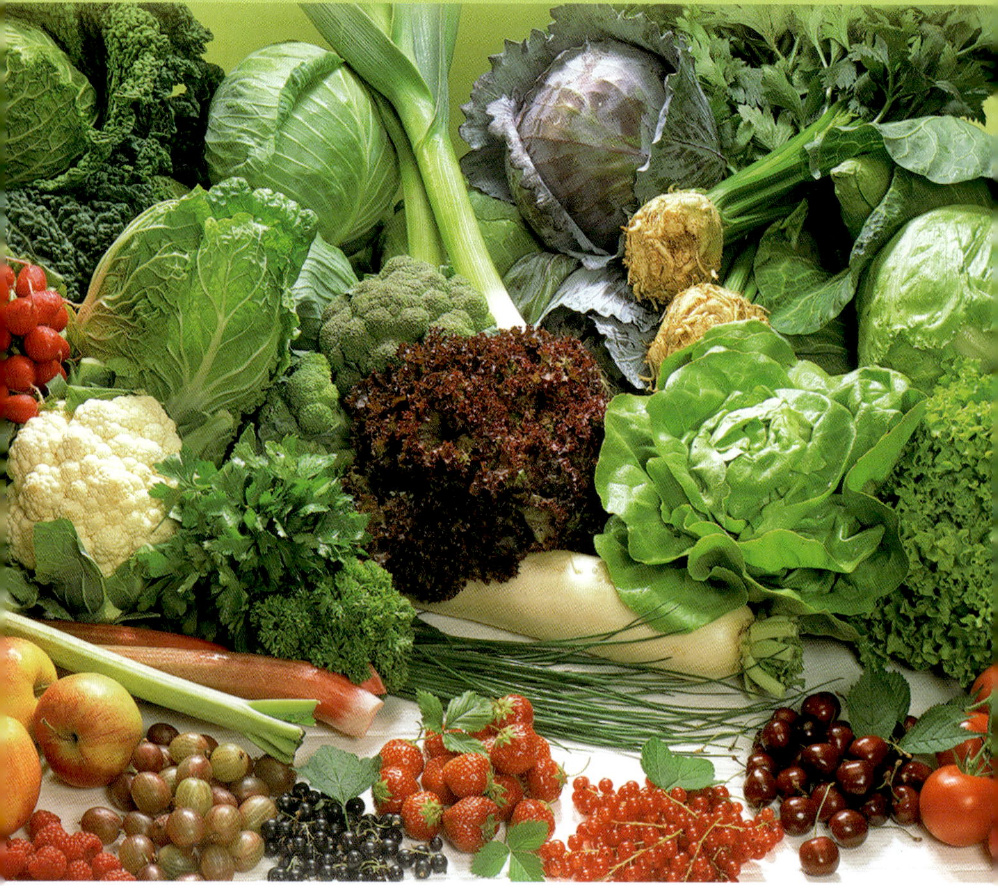

Frisches Obst und Gemüse zu jeder Jahreszeit

Haupt-Erntezeit	Gemüse	Salat	Obst
Frühling	z.B. Kohlrabi, Spargel, Spinat, Radieschen, Weißkohl, Wirsing, Champignons	z.B. Bataviasalat, Eichblattsalat, Eisbergsalat, Kopfsalat, Lollo Rosso	z.B. Äpfel, Erdbeeren, süße Kirschen, Südfrüchte (Importware)
Sommer	z.B. Blumenkohl, Brokkoli, dicke Bohnen, grüne Erbsen, Fenchel, Kohlrabi, Mangold, Möhren, Paprika, Radieschen, Salatgurke, Tomaten, Zucchini, Zwiebeln, Champignons	alle Blattsalate	z.B. alle Beerenfrüchte, Kirschen, Mirabellen, Birnen, Äpfel, Pfirsiche, Pflaumen, Renekloden, Südfrüchte (Importware)
Herbst	z.B. Blumenkohl, Brokkoli, Chicorée, Chinakohl, Fenchel, Kohlrabi, Kürbis, Möhren, Paprika, Radieschen, Rote Bete, Rotkohl, Sellerie, Spinat, Tomaten, Weißkohl, Wirsing, Zucchini, Zuckermais, Zwiebeln, Champignons	z.B. Eisberg-, Endiviensalat, Feldsalat, Kopfsalat, Lollo rosso, Radicchio	z.B. Äpfel, Birnen, Haselnüsse, Holunderbeeren, Nektarinen, Pfirsiche, Pflaumen, Preiselbeeren, Südfrüchte (Importware) Quitten, Walnüsse, Weintrauben
Winter	z.B. Chicorée, Grünkohl, Rosenkohl, Lauch/Porree, Rote Bete, Schwarzwurzeln, Steckrüben, Wirsing, Champignons	z.B. Endiviensalat, Feldsalat	z.B. Nüsse und Südfrüchte wie Ananas, Apfelsinen, Avocados, Bananen, Clementinen, Grapefruits, Kiwis, Zitronen

Frühlingsfrische Rezepte

Winter ade; der Frühling mit den ersten wärmenden Sonnenstrahlen ist da. Gegen die Frühjahrsmüdigkeit helfen frühlingsfrische Muntermacher.

Tomaten-Schafskäse-Salat

8 Tomaten
1 großer Bund Frühlingszwiebeln
3 EL Rotweinessig
6 EL Rapsöl 1. Pressung
Salz
Schwarzer Pfeffer
1 TL Zucker
1 EL fein gehacktes Basilikum
150 g Schafskäse oder Frischkäse

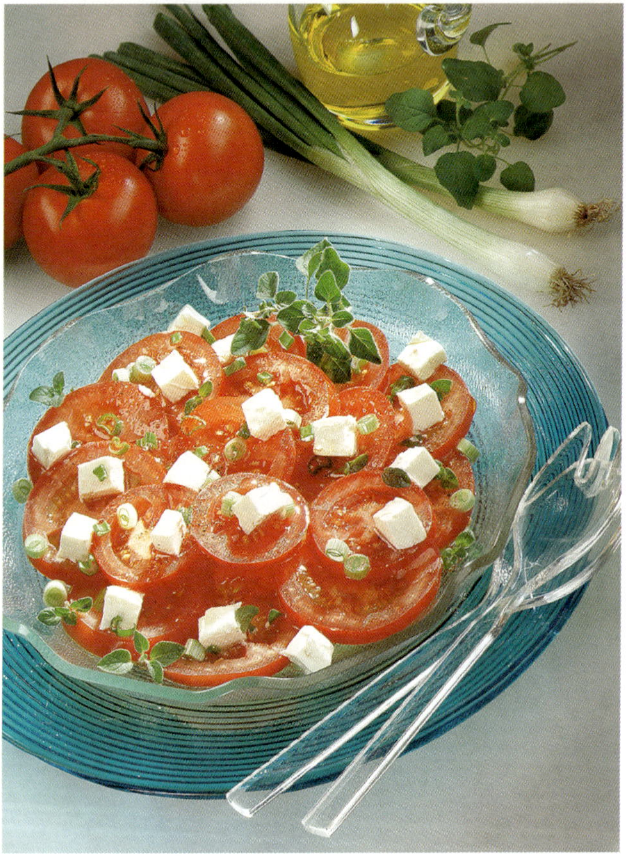

Zubereitung:
Die Tomaten von den Stängelansätzen befreien, in Scheiben schneiden und in eine flache Schüssel schichten. Die feingeschnittenen Frühlingszwiebeln über die Tomaten verteilen. Aus Essig, Öl, Salz, Pfeffer, Zucker und Basilikum eine Marinade bereiten und über den Salat gießen (nicht durchmischen, da die Tomaten zerfallen). Den Schafskäse in kleine Würfel schneiden und über die Tomaten verteilen.

Marinierte Gemüsespießchen

Zutaten für 8 Spießchen:
8 kleine Frühlingszwiebeln
2 mittelgroße Möhren
8 kleine Champignons
Salz

Für die Marinade:
4 EL Rapsöl
1 Spritzer Chilisauce
1/2 TL abgeriebene Schale einer unbehandelten Zitrone
etwas Zitronensaft
2 EL helle Sojasauce
1 TL Curry
Außerdem:
8 kurze Holzspießchen
Rapsöl zum Frittieren
2 bis 3 EL Sesamsamen

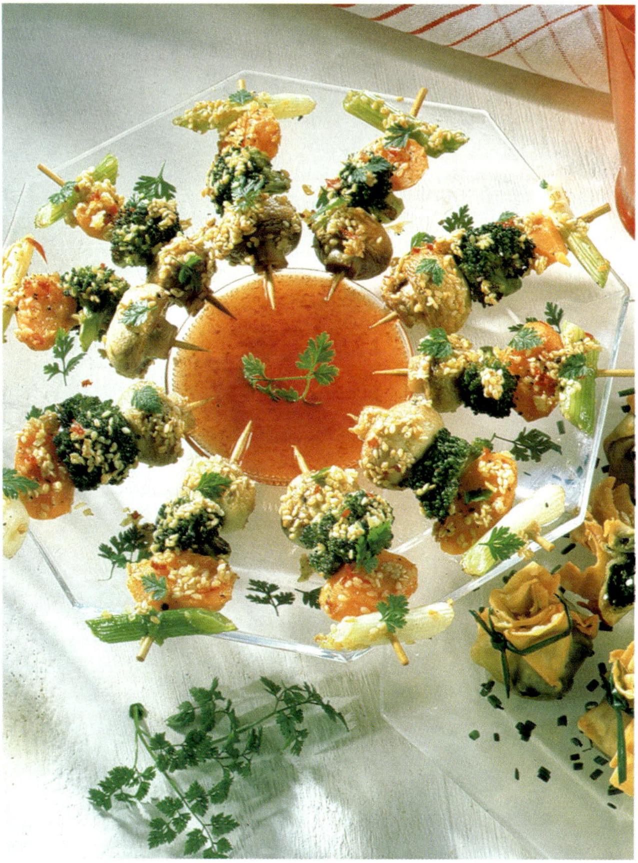

Zubereitung:
Das Gemüse waschen. Von den Frühlingszwiebeln die grünen Enden entfernen. Möhren in etwa 1/2 cm dicke Scheiben schneiden. Das Gemüse (nicht die Pilze) nacheinander in kochendem Salzwasser bissfest kochen. Dann auf einem Sieb gut abtropfen lassen.
Die Zutaten für die Marinade verquirlen und das abgetropfte Gemüse damit vermischen. Zugedeckt 2 Stunden marinieren.
Abwechselnd Frühlingszwiebeln, Möhren, Champignons und Blumenkohlröschen auf die Spieße stecken.
Das Öl in einer Friteuse erhitzen und die Gemüsespießchen darin in wenigen Minuten kross frittieren. Herausnehmen und sofort in Sesamsamen wenden. Cocktail-, Chili-Chickensauce oder Sojasauce zum Dippen bereit stellen.

Süßer Schatten

0,6 l Milch 1,5 % Fett
1 EL Zucker
1 Päckchen Vanillezucker
Erwachsene ggf.
2 Likörgläser Kirschlikör
250 g frische Sauerkirschen (Schattenmorellen) entsteint oder aus dem Glas

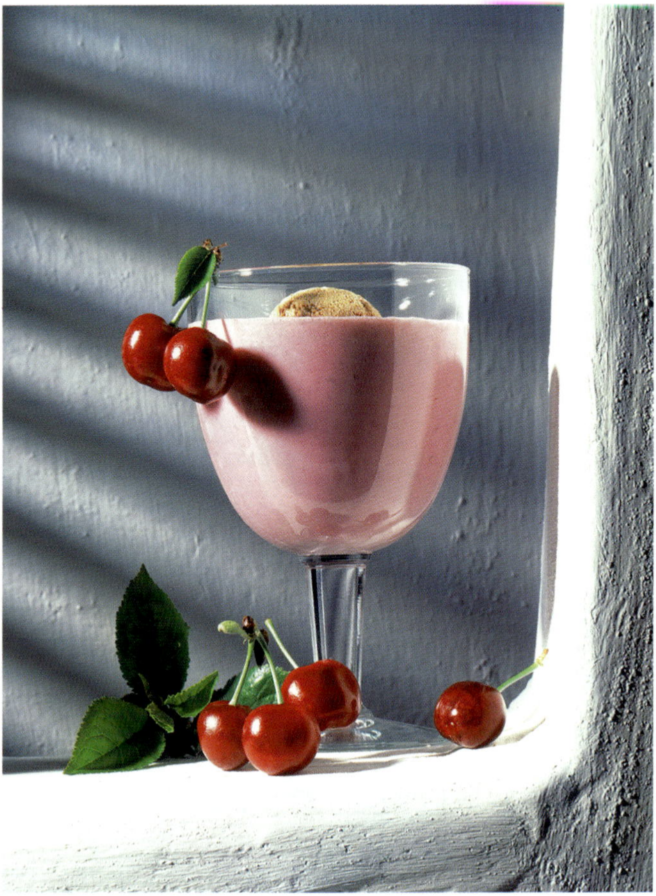

Zubereitung:
Die Sauerkirschen mit Zucker und wenig Milch im Mixer pürieren. Restliche Milch und ggf. Likör zufügen und gut vermischen. Einen Amaretti-Keks obenauf legen.

Traumhaft leichte Sommerkreationen

Sommer und Sonne machen gute Laune. Die Hitze kann manchmal ganz schön anstrengend sein. Leichte Gerichte mit Obst und Gemüse sorgen für erfrischende Abkühlung.

Lollo Rosso mit geschnetzelter Hähnchenbrust

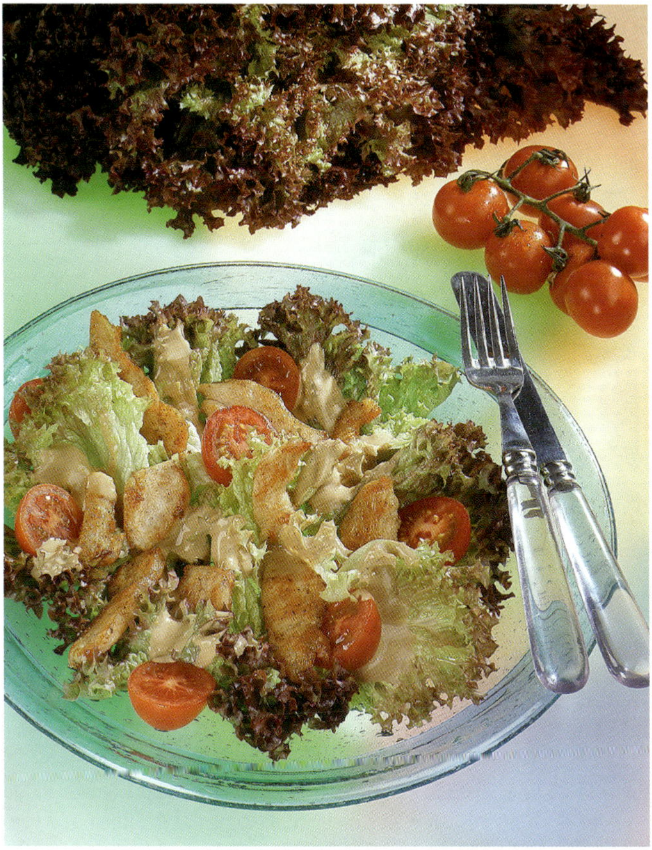

4 Portionen
2 Köpfe Lollo Rosso
300 g Hähnchenbrust
4 EL Crème fraîche
1 EL mittelscharfer Senf
3 EL Balsamico Essig
Salz, Weißer Pfeffer,
Prise Zucker
4 EL Rapsöl 1. Pressung
etwas Butterschmalz zum Braten
Einige Cocktailtomaten zum Garnieren

Zubereitung:
Den Lollo Rosso von den Außenblättern befreien und den Strunk großzügig abschneiden, Salatblätter waschen. Hähnchenbrust in dünne Streifen schneiden, würzen und im heißen Butterschmalz ca. 3 Minuten braten. Auf Küchenkrepp abtropfen und erkalten lassen. Aus den restlichen Zutaten eine Marinade bereiten. Die Salatblätter auf Tellern anrichten, die Hähnchenbruststreifen darauf verteilen und die Marinade darüber träufeln. Mit halbierten Cocktailtomaten garnieren.

Würzige Zucchinitorte

Für 4-6 Personen
125 g Mehl
1 Ei
60 g Butter
1/2 TL Salz
600 g Zucchini
2 rote Paprikaschoten
3 Eier
450 ml Milch 1,5 % Fett
100 g Allgäuer Emmentaler
3 EL gehobelte Haselnusskerne
Meerrettich, Zitronensaft, Petersilie, Salz, Pfeffer und Knoblauchpulver

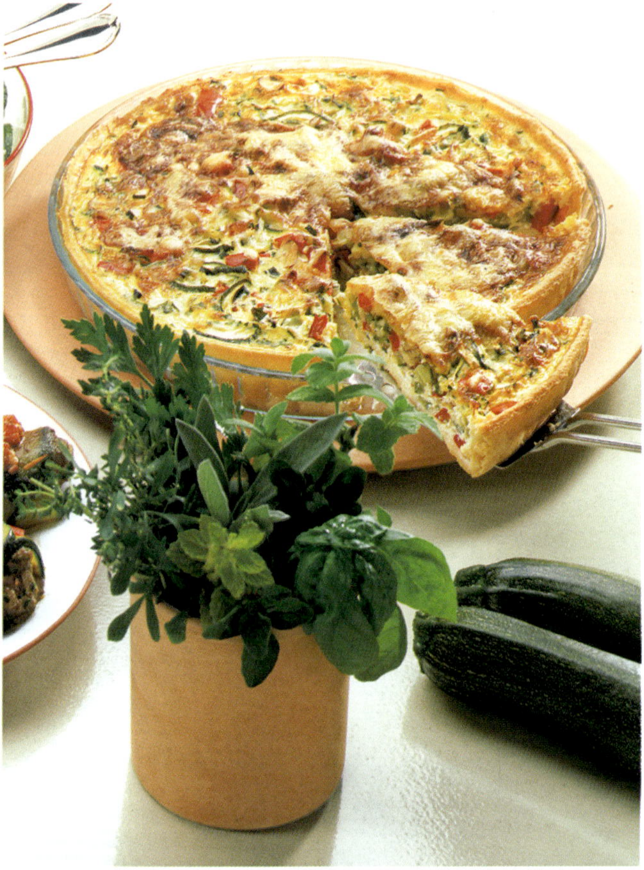

Zubereitung:
Mürbeteig aus Mehl, 1 Ei, Butter und 1/2 TL Salz kneten. In Folie gepackt 1 Stunde kühlen. Eine Pie-Form (30 cm ø) damit auslegen. Für die Füllung Zucchini in Stiften und Paprikaschoten in Stückchen mit 1 EL geriebenem Meerrettich, 1 EL Zitronensaft, 1 EL grob gehackter glatter Petersilie, Salz, Pfeffer und Knoblauchpulver mischen. Auf dem Teig verteilen. 3 Eier mit Milch verquirlen, mit Salz und Pfeffer abschmecken und auf die Zucchini gießen. Grob geraffelten Allgäuer Emmentaler und gehobelte Haselnusskerne darauf streuen. Bei 200 °C (Ober-/Unterhitze) ca. 45 Minuten backen. Mit glatter Petersilie garnieren. Dazu: Gemischter Salat.

Heidelbeer-Joghurtspeise

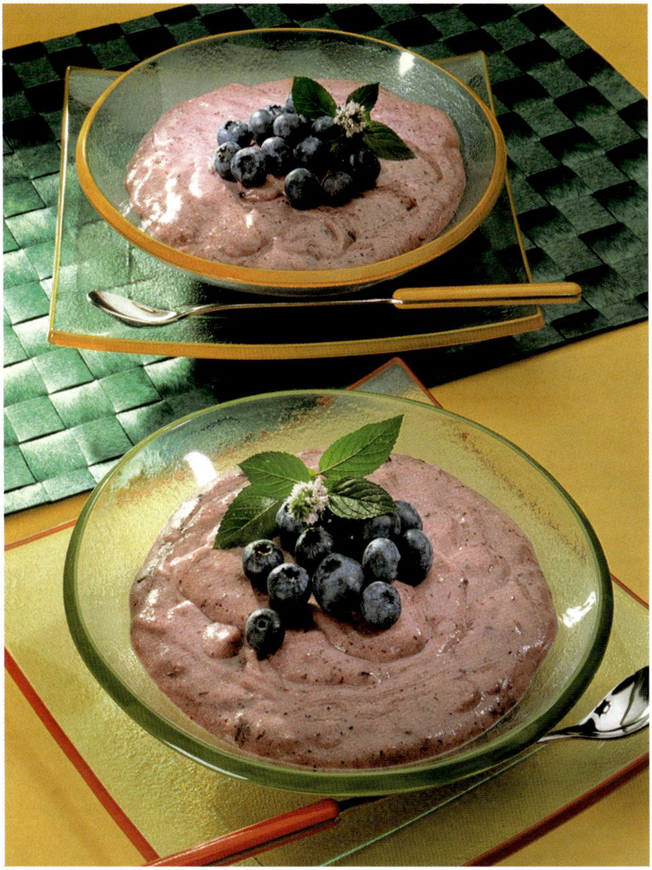

4 Portionen
250 g Kulturheidelbeeren
6 Blatt weiße Gelatine
1 Becher Trinkmilch-joghurt à 250 g
80 g Zucker
1 Msp. abgeriebene Schale einer unbehandelten Zitrone
1 EL Zitronensaft
0,25 l Sahne

Zubereitung:
Heidelbeeren waschen und abtropfen lassen. Gelatine in kaltem Wasser einweichen. Einige Heidelbeeren zum Verzieren beiseite stellen. Den Rest mit dem Mixstab pürieren. Joghurt und Zucker glatt rühren und mit Zitronenschale und -saft abschmecken. Gelatine tropfnass bei schwacher Hitze auflösen.
Heidelbeerpüree esslöffelweise mit dem Schneebesen unter die Gelatine mischen. Joghurtcreme zufügen und die Speise kalt stellen. Wenn sie zu gelieren beginnt, die Sahne steif schlagen und unterheben. Im Kühlschrank fest werden lassen. Vor dem Servieren mit Heidelbeeren garnieren.

Herbstliches Obst- und Gemüse-Allerlei

Alles grau in grau? Obst und Gemüse bringen willkommene Abwechslung.

Scharfe Apfelsuppe

Für 4 Personen
4 Äpfel
2 rote Paprikaschoten
1 kleine Salatgurke
1 Knoblauchzehe
Butter zum Dünsten
3/4 l Gemüsebrühe
Salz, Pfeffer, Paprikapulver
Cayennepfeffer, Zucker
100 ml süße Sahne
1 Bund Schnittlauch

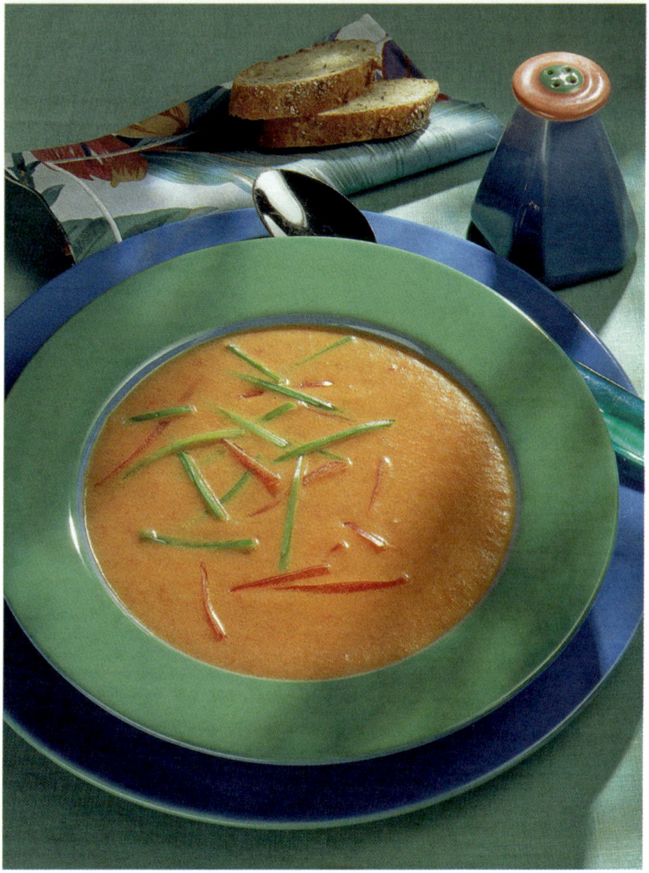

Zubereitung:
Die geschälten und vom Kernhaus befreiten Äpfel, die Paprikaschoten und die geschälte und von den Kernen befreite Salatgurke klein würfeln und mit der zerdrückten Knoblauchzehe in Butter weich dünsten. Mit der Gemüsebrühe aufgießen, gut durchkochen lassen und im Mixer pürieren. Mit Salz, Pfeffer, Paprika, Cayennepfeffer (scharf!) und einer Prise Zucker würzen, die Sahne zugießen und nochmals aufkochen lassen. Die Suppe mit gehacktem Schnittlauch und bunten Paprikastreifen garnieren und heiß servieren.

Sellerie im Speckmantel

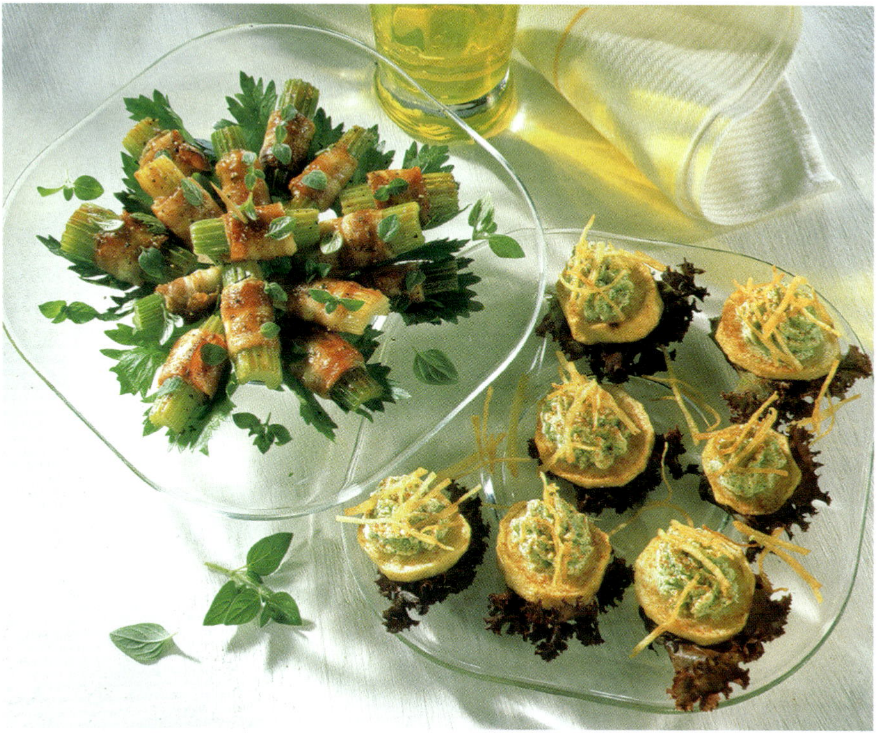

Zutaten für 24 Stück:
6 Selleriestangen
Salz
12 Scheiben Bacon
2 EL Rapsöl
3 bis 4 EL pürierte Tomaten
2 EL gehackte Orangenblättchen
Salz, frisch gemahlener Pfeffer

Zubereitung:
Die Selleriestangen waschen und jede Stange in 4 gleich große Stücke schneiden. In wenig Salzwasser 3 bis 5 Minuten blanchieren und gut abtropfen lassen.
Die Baconscheiben der Länge nach halbieren und jedes Selleriestückchen mit einem Speckstreifen umwickeln.
Das Öl erhitzen und die Selleriestücke darin anbraten. Tomatenpüree darüber verteilen, mit Oregano bestreuen und die Pfanne kurz durchschwenken. Etwas abkühlen lassen, in jedes Stück einen Zahnstocher stecken und lauwarm servieren.

Überbackener Blumenkohl mit gefüllten Tomaten

Für 4 Personen
1 Blumenkohl
Jodsalz
1/8 l Milch
1 Ecke Schmelzkäse
5 EL Instant-Haferflocken
Muskat
weißer Pfeffer
Paprika „edelsüß“

4 Tomaten
100 g Hackfleisch
3 EL Instant-Haferflocken
2 TL Magerquark
1 Zwiebel
1 EL gehackte Kräuter
Basilikum
Pfeffer

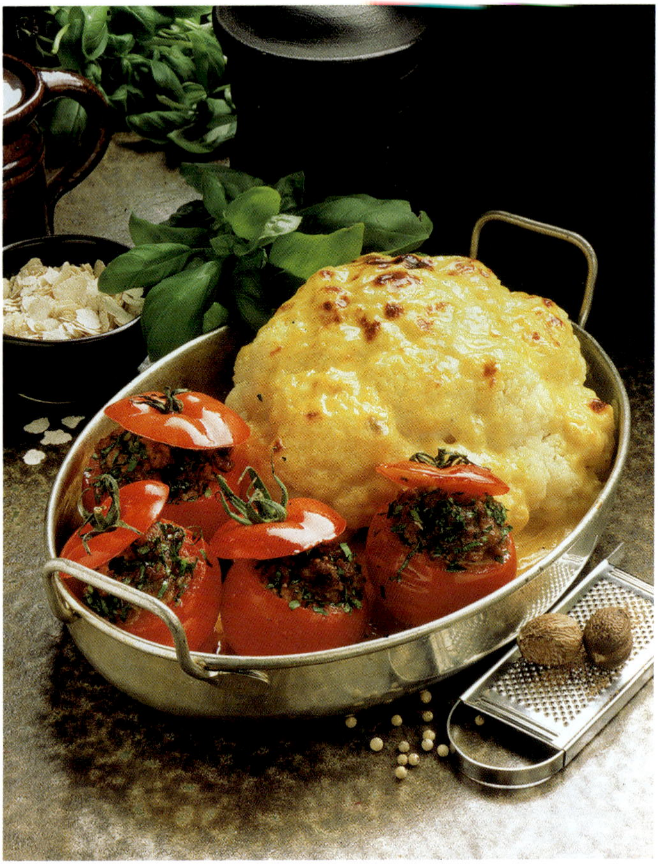

Zubereitung:
Blumenkohl putzen, waschen und in 1/2 l leicht gesalzenem Wasser 15 Minuten garen. Kohl herausnehmen und in einer feuerfesten Auflaufform warm stellen.
Milch und Schmelzkäse mit 5 EL Instant-Haferflocken verrühren. Zum Blumenkohlwasser geben und kurz aufkochen. Die Sauce mit Muskat, weißem Pfeffer und Paprika „edelsüß“ abschmecken.
Tomaten waschen, einen Deckel abschneiden und aushöhlen. Aus Tomatenfleisch, 3 EL Instant-Haferflocken, Hackfleisch, Magerquark und feingewürfelter Zwiebel einen Hackfleischteig bereiten. Mit Kräutern, Basilikum, Salz und Pfeffer abschmecken und die Tomaten damit füllen. Käsesauce über den gegarten Blumenkohl gießen. Tomaten in die Auflaufform setzen und im vorgeheizten Backofen (Ober-/Unterhitze: 225 °C) 20 bis 25 Minuten lang garen.

Farbenfrohe Winter mit Obst und Gemüse

Wenn es draußen trist ist und kalt, bringen bunte Obst- und Gemüsegerichte Farbe und gute Laune.

Sauerkraut-Spezialität

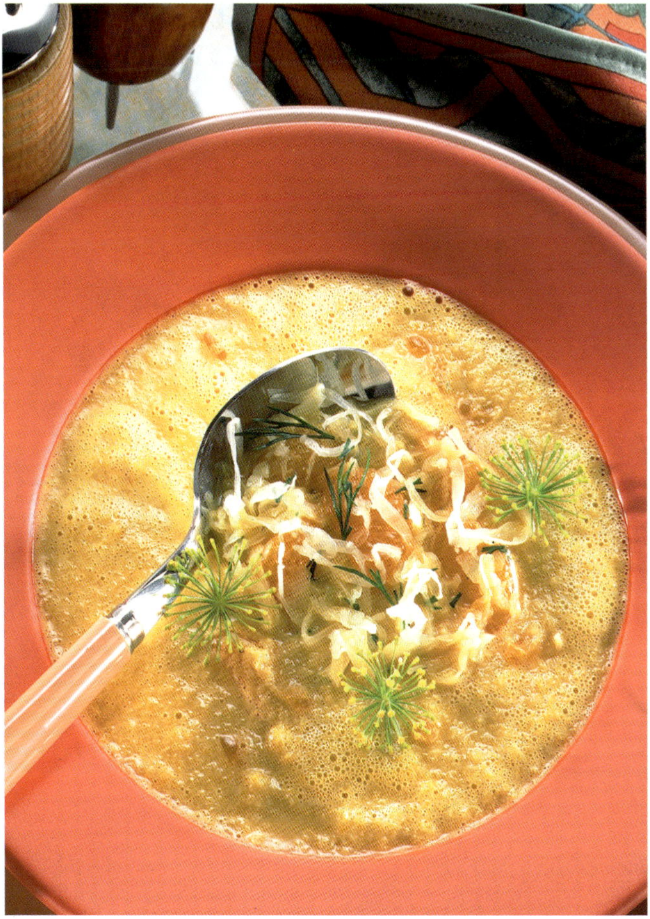

300 g Sauerkraut
1 Zwiebel
Butter
1 Dose Mandarinenspalten (Nettogew. 312 g)
1/2 l Fleischbrühe
Salz, Pfeffer,
1 Prise Ingwerpulver
1 EL Bienenhonig
300 g Crème fraîche oder Sauerrahm,
1 Bund Dill

Zubereitung:
Die Zwiebel fein hacken und in einem Topf mit etwas Butter glasig dünsten. Das kleingeschnittene Sauerkraut sowie die Mandarinen mit dem Saft, die Fleischbrühe, Salz, Pfeffer, Ingwerpulver und Honig hinzufügen und ca. 45 Minuten auf kleiner Flamme weichkochen lassen. Zum Schluss die Crème fraîche unterrühren. Die Suppe im Mixer pürieren, evtl. nachwürzen. Mit etwas Sauerkraut und Dill garnieren.

Champignon-Feldsalat

Für 4 Personen

100 g Feldsalat
400 g Champignons
2 EL Frühlingszwiebeln, kleingeschnitten
4 EL Rapsöl
1 EL leichte Mayonnaise
2 EL Weißweinessig
1 TL Zitronensaft
2 TL mittelscharfer Senf
Salz
Pfeffer
1 TL Zucker

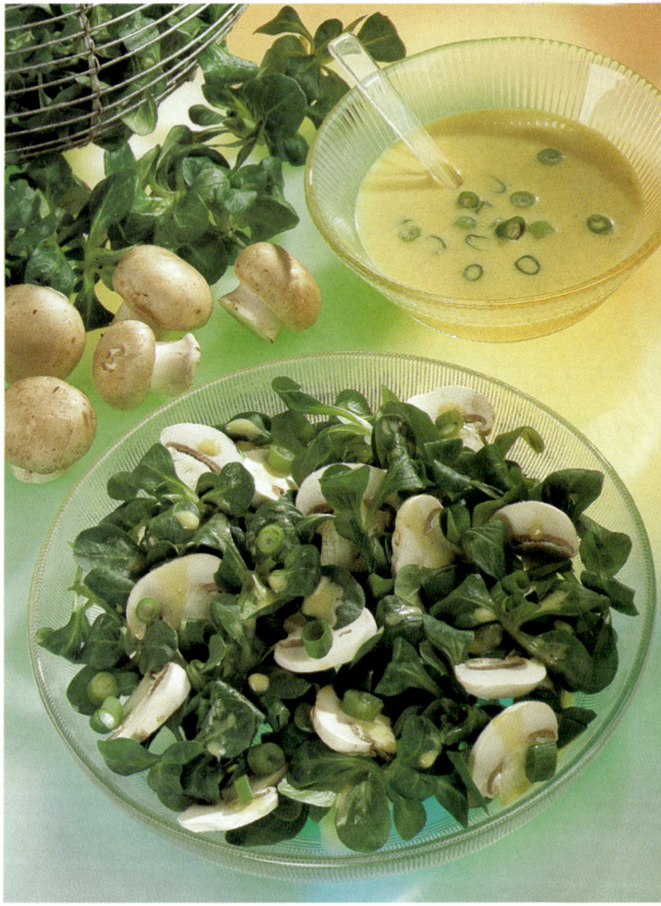

Zubereitung:
Die Feldsalatblätter auf Teller verteilen. Von den Champignons die Haut abziehen (geht sehr leicht). Die Pilze in dünne Scheiben schneiden und auf dem Feldsalat anrichten. Aus den übrigen Zutaten eine Sauce bereiten und über den Salat geben.

Apfeldips zu knackfrischem Gemüse

Für 6 Personen

Gemüse nach Wunsch in „Dip-gerechte" Stücke schneiden.

Dip 1

3 Äpfel
3 TL Sardellenpaste
2 EL Mayonnaise
1 EL Joghurt 1,5 % Fett
1 Prise Zucker

Die geschälten Äpfel grob reiben und mit der Sardellenpaste, Mayonnaise und Zucker gut vermischen.

Dip 2

3 Äpfel
1 EL scharfen Senf
2 EL Crème fraîche
1 EL Joghurt 1,5 % Fett
Salz
Pfeffer

Die geschälten Äpfel fein reiben. Mit Senf und Crème fraîche vermischen und mit Salz und Pfeffer würzen.

Dip 3

3 Äpfel
75 g Schimmelkäse
2 EL Crème fraîche
1 EL Joghurt 1,5 % Fett
2 cl (1 Schnapsglas) Wacholderschnaps
Pfeffer aus der Mühle

Die geschälten Äpfel fein reiben, mit Schimmelkäse, Crème fraîche und dem Wacholderschnaps im Mixer pürieren und mit Pfeffer würzen.

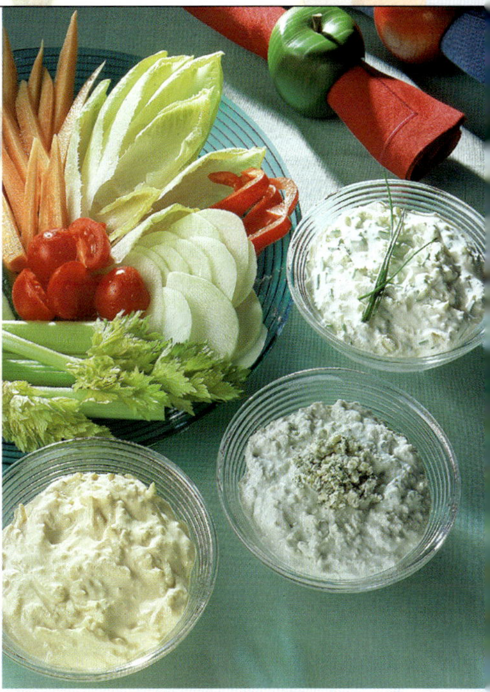

Dip 4

3 Äpfel
4 Schalotten
3 EL Crème fraîche
2 EL Joghurt 1,5 % Fett
1 Knoblauchzehe
Salz
Pfeffer
Zucker

Die geschälten Äpfel grob raspeln, die Schalotten klein hacken, mit Crème fraîche vermischen und mit zerdrücktem Knoblauch, Salz, Pfeffer und Zucker würzen.

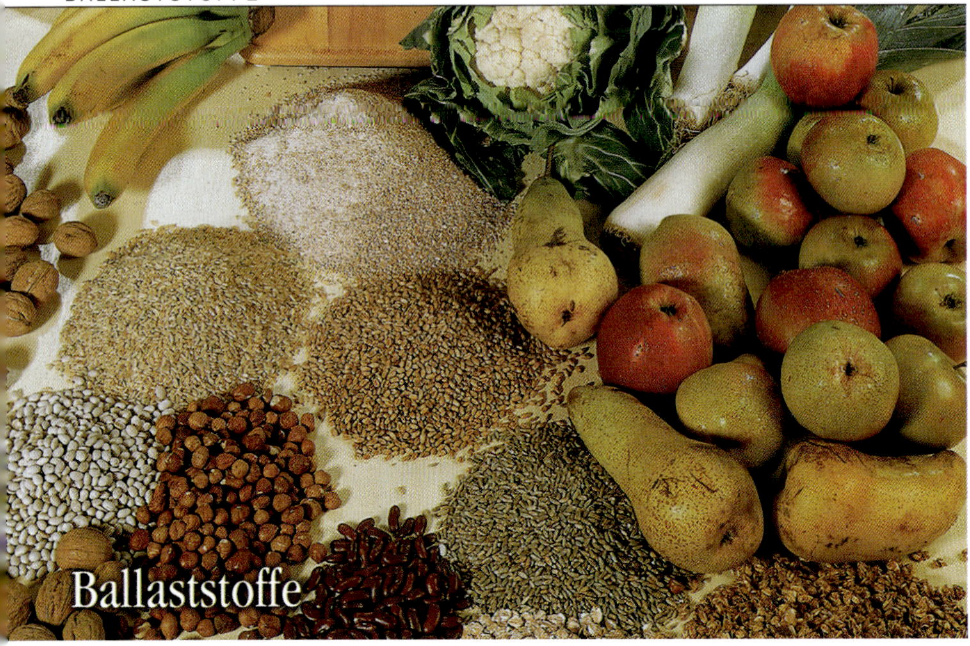

Ballaststoffe aus Obst, Gemüse und Hülsenfrüchten beugen Herz- Kreislauferkrankungen vor.

Ballaststoffe sind ebenso wie die sekundären Pflanzenstoffe nur in pflanzlichen Lebensmitteln enthalten. Sie dienen den Pflanzen vorwiegend als Stützsubstanz, aber auch als Füll- und Schutzmaterial. Zahlreiche Ballaststoffe sind nahezu unverdaulich. Trotzdem sind sie nicht überflüssig, sondern ein hochwirksamer, bioaktiver Gesundheitsschutz.

Schutz vor Verdauungsstörungen und Krebs

Ballaststoffe können vermutlich vor Krebs, insbesondere Dickdarmkrebs schützen, weil sie unter anderem krebserregende Stoffe binden. Unlösliche Ballaststoffe, z.B. die Zellulose in Weizen, quellen im Darm stark auf und bringen so die Verdauung in Schwung. Auf diesem Weg werden auch giftige, krebserregende Stoffe schneller ausgeschieden. Lösliche Ballaststoffe wie das Pektin in Obst und Gemüse werden von Darmbakterien abgebaut. Die dabei entstehende Buttersäure hemmt die Vermehrung von Krebszellen. Ballaststoffe verhindern außerdem die Bildung sogenannter sekundärer Gallensäuren, die offenbar die Krebsentstehung begünstigen.

Günstige Wirkung auf Blutzucker- und Blutcholesterinspiegel

Zucker ist in ballaststoffreicher Nahrung gut verpackt. Deshalb gelangt er nur ganz langsam ins Blut. So wird der Körper beim Zuckerabbau nicht überfordert.
Eine besonders günstige Wirkung auf den Blutzuckerspiegel entfalten lösliche Ballaststoffe aus Hülsenfrüchten, Kohlgemüse und Hafer.

Diese Ballaststoffe wirken auch günstig auf den Cholesterinspiegel des Blutes, weil sie Gallensäuren, die aus Cholesterin gebildet werden, festhalten und dafür sorgen, dass sie rasch mit dem Stuhl ausgeschieden werden. Der Körper braucht nun neue Gallensäuren für die Fettverdauung. Als Baustoff holt er sich Cholesterin aus dem Blut. Der Cholesterinspiegel sinkt zusätzlich, weil einige Abbauprodukte der Ballaststoffe die Cholesterinbildung in der Leber blockieren. Ein niedriger Blutcholesterinspiegel ist der beste Schutz vor Herz-Kreislauferkrankungen.

Dämpfung des Hungergefühls
Ballaststoffe füllen den Magen und dämpfen so das Hungergefühl. Außerdem verzögern Ballaststoffe die Magenentleerung. Eine Kost, die reich an Ballaststoffen ist, sättigt daher länger.

Mindestens 30 g pro Tag
Mindestens 30 g, besser noch 40 bis 50 g Ballaststoffe am Tag werden empfohlen, davon die Hälfte aus Getreide. Das lässt sich durchaus erreichen: Zum Beispiel mit täglich vier Scheiben Vollkornbrot oder zwei Scheiben Vollkornbrot, plus eine Portion Getreideflocken (10 EL) im Müsli, plus 1 Portion Vollkornnudeln (50 g, roh). Was dann noch fehlt, liefern fünf Portionen Obst und Gemüse, denn Obst und Gemüse enthalten ebenfalls viele Ballaststoffe. Besonders ballaststoffreich sind Hülsenfrüchte, Schwarzwurzeln, Artischocken, Grünkohl, Fenchel, Rosenkohl, Beerenobst, Birnen und Äpfel.

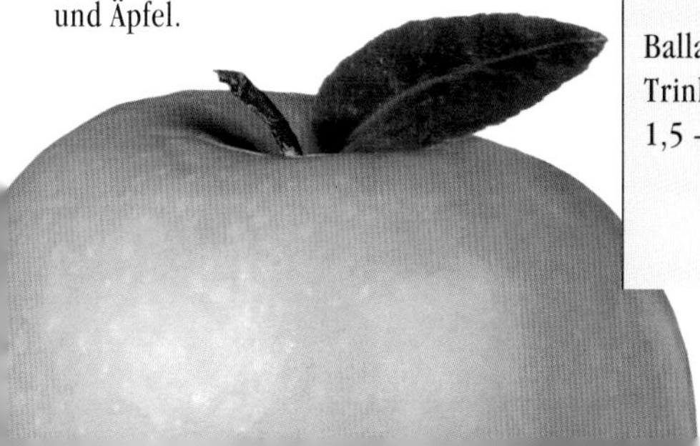

Beispiel für einen ballaststoffreichen, bioaktiven Speiseplan, den Sie selbst nach Wunsch mit Käse und Quark, Wurst, Fleisch und Fisch etc. ergänzen können, die allerdings keine Ballaststoffe enthalten.

	Ballaststoffe (g)
1. Frühstück	
2 Scheiben Roggenvollkornbrot, 100 g	8,2
1 Tomate, 50 g	0,5
2. Frühstück	
2 Scheiben Knäckebrot, 20 g	3
2 Möhren	3,8
Mittagessen	
2-3 Kartoffeln, 250 g	5
1 Portion Rosenkohl, 250 g	11
Nachmittags	
1 Portion schwarze Johannisbeeren, 125 g	8,5
Abendessen	
2 Scheiben Vollkornbrot, 100 g	8
1 Apfel, 150 g	3
gesamt Ballaststoffe	**50,8**
gesamt Gemüse (3 Portionen)	**450**
gesamt Obst (2 Portionen)	**275**

Ballaststoffe quellen im Darm.
Trinken Sie deshalb ausreichend, mindestens 1,5 - 2 Liter Flüssigkeit täglich.

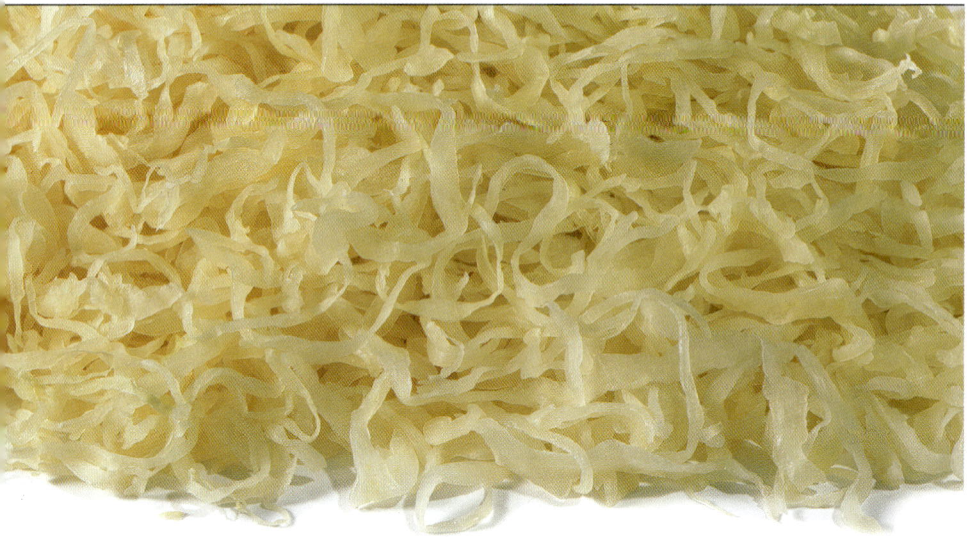

Milchprodukte und Sauergemüse

Lebensmittel wie Joghurt, Dickmilch, saure Sahne, Sauerkraut, andere Sauergemüse und milchsauer vergorene Säfte (z.B. Rote Bete-Saft) werden mit Hilfe von Milchsäurebakterien hergestellt. Die bioaktiven Bakterien bauen die in Milch oder Gemüse enthaltenen Kohlenhydrate zu Milchsäure ab. Wenn Sie nicht pasteurisierte (erhitzte) milchsaure Lebensmittel essen, gelangt Milchsäure und ein Teil aktiver Milchsäurebakterien in den Darm. Das ist gut so, denn es wirkt günstig auf die Darmflora.

Milchsäure und Milchsäurebakterien können das Wachstum erwünschter Bakterienstämme steigern und die Vermehrung unerwünschter hemmen.

Milchsaure Produkte können offenbar auch den Cholesterinspiegel senken und somit Herz-Kreislauferkrankungen vorbeugen. Eine Aktivierung des Immunsystems ist bei ausreichendem Verzehr ebenfalls möglich.

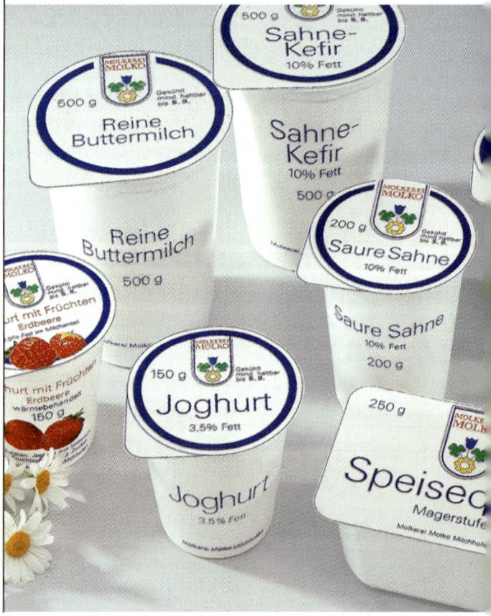

Checken Sie Ihr Bioaktiv-Konto

Das Bankkonto im Plus? Für viele keine Frage, sondern ein unbedingtes „Muss". Warum nicht auch das Bioaktiv-Konto im Plus halten? Schließlich geht es um die eigene Gesundheit und die lässt sich bekanntlich mit Geld nicht kaufen.
Also, täglich viele bioaktive Pluspunkte sammeln – je positiver der Saldo, desto mehr profitieren Ihre Gesundheit und Ihr Wohlbefinden.

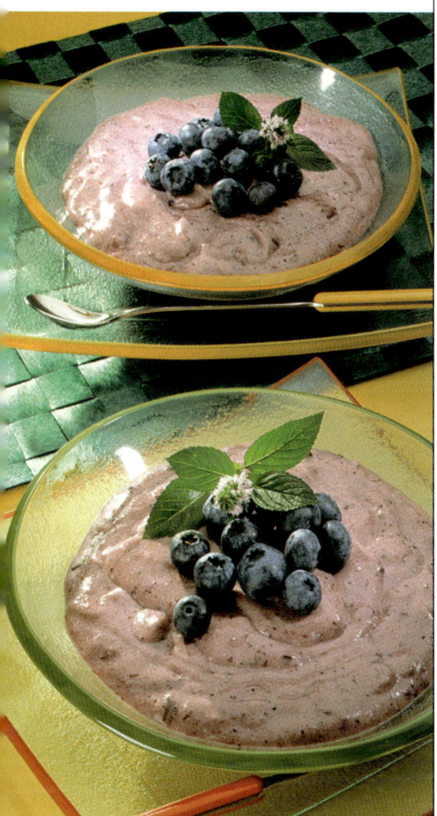

Auswertung Bioaktiv-Check

35 und mehr Punkte
Alle Achtung: Sie sind ein begeisterter Obst- und Gemüseesser und haben das Ziel „5 am Tag" als Sieger erreicht. Weiter so!

28 - 34 Punkte
Herzlichen Glückwunsch. Ihr Konto ist beachtlich. Essen Sie weiterhin so viel Obst und Gemüse; Ihre Gesundheit wird es Ihnen danken.

21 - 27 Punkte
Ganz ordentlich. Sie sind auf dem richtigen Weg. Sammeln Sie weiter unbedingt die bioaktiven Punkte. In der Broschüre finden Sie wertvolle Tipps.

14 - 20 Punkte
Nicht ganz schlecht, aber auch nicht gut. Steigern Sie Ihren Obst- und Gemüseverzehr. Ihr Vorsatz sollte lauten: Mindestens eine Portion mehr pro Tag!

7 - 13 Punkte
Zarte, gute Ansatzpunkte erkennbar aber insgesamt gar nicht gut. Am besten, Sie machen sich einen Wochenplan, wie Sie täglich mindestens zwei weitere Portionen essen und trinken. Sie finden in dieser Broschüre viele Anregungen. Handeln Sie ab sofort!

unter 7 Punkte
Mal ganz ehrlich: Das ist miserabel. Ihnen fehlen mit einer solchen Ernährungsweise wertvolle Stoffe, die Ihre Gesundheit schützen. Beginnen Sie gleich heute, mehr Obst und Gemüse zu essen. Suchen Sie sich Ihre Lieblingsarten und dazu passende Rezepte aus. Ein guter Saft gehört ab sofort zur Tagesration!

Check-Möglichkeit für 4 Wochen

1. Woche

Mo	1	2	3	4	5		
Di	1	2	3	4	5		
Mi	1	2	3	4	5		
Do	1	2	3	4	5		
Fr	1	2	3	4	5		
Sa	1	2	3	4	5		
So	1	2	3	4	5		

3. Woche

Mo	1	2	3	4	5		
Di	1	2	3	4	5		
Mi	1	2	3	4	5		
Do	1	2	3	4	5		
Fr	1	2	3	4	5		
Sa	1	2	3	4	5		
So	1	2	3	4	5		

2. Woche

Mo	1	2	3	4	5		
Di	1	2	3	4	5		
Mi	1	2	3	4	5		
Do	1	2	3	4	5		
Fr	1	2	3	4	5		
Sa	1	2	3	4	5		
So	1	2	3	4	5		

4. Woche

Mo	1	2	3	4	5		
Di	1	2	3	4	5		
Mi	1	2	3	4	5		
Do	1	2	3	4	5		
Fr	1	2	3	4	5		
Sa	1	2	3	4	5		
So	1	2	3	4	5		

5 am Tag
OBST & GEMÜSE

Auswertung siehe Seite 35

Bioaktiv-Check: Wie viele Portionen haben Sie heute gegessen?

	1. Woche	2. Woche	3. Woche	4. Woche
Summe Wochenpunktzahl				

Eine Portion Obst entspricht:

1 Hand voll: Apfel, Birne, Orange, Banane, Pfirsich etc.

2 Hände voll: Erdbeeren, Himbeeren, Heidelbeeren, Johannisbeeren etc.

1 Glas: 200 ml Obstsaft

Eine Portion Obst in getrockneter Form entspricht z.B. 5 getrockneten Aprikosen, Pflaumen, Apfelstückchen oder 2 Feigen.

Eine Portion Gemüse entspricht:

1 Hand voll: rohes, unzerkleinertes Gemüse

1 Hand voll: getrocknete Hülsenfrüchte wie Erbsen, Bohnen, Linsen

2 Hände voll: geputztes, zerkleinertes oder tiefgefrorenes Gemüse

1 Glas: 200 ml Gemüsesaft

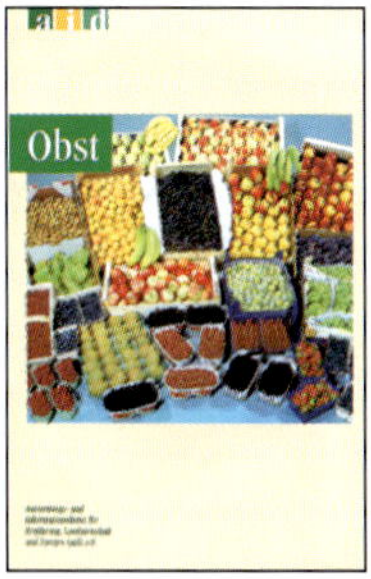

Obst

Obst gehört zu einer abwechslungsreichen gesunden Ernährung unbedingt dazu. Zwei Portionen Obst am Tag sollten es sein. Das Heft liefert eine warenkundliche Beschreibung von Kern-, Stein-, Beerenobst, Südfrüchten und Wildfrüchten. Daneben informiert es über die Bedeutung von Obst für die Ernährung. Aspekte des Verbraucherschutzes werden ebenso berücksichtigt wie der richtige Umgang mit Obst im Haushalt.

Heft, Bestell-Nr. 5-1002

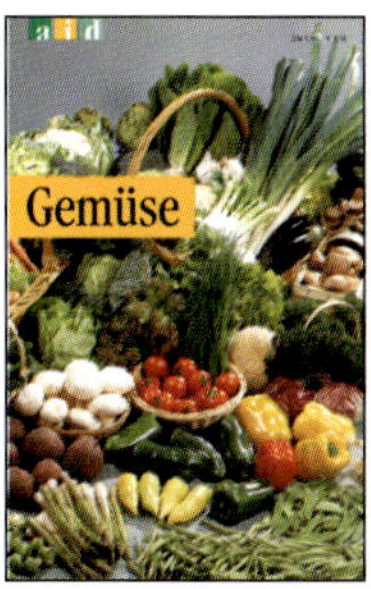

Gemüse

Drei Portionen täglich ist das Ziel: Frisch, gedünstet oder tiefgekühlt. Wie frisches Gemüse beim Einkauf zu erkennen ist und worauf sonst noch zu achten ist, wird in diesem bunt illustrierten Heft vermittelt. Neben der warenkundlichen Beschreibung von über 50 Gemüsearten von A wie Artischocke bis Z wie Zwiebel informiert es zusätzlich über Wildgemüse und Kulturspeisepilze. Ernährungstipps sowie Tipps zu Einkauf, Vor- und Zubereitung und Aspekte des Verbraucherschutzes werden ebenfalls behandelt.

Heft, Bestell-Nr. 5-1024

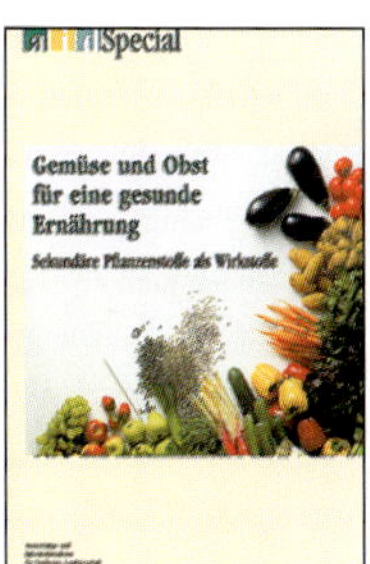

Gemüse und Obst für eine gesunde Ernährung – Sekundäre Pflanzenstoffe als Wirkstoffe

Das Besondere an Obst und Gemüse sind die Sekundären Pflanzenstoffe mit ihrer möglichen Schutzwirkung vor Krebs. Wie sekundäre Pflanzenstoffe wirken und in welchen Obst und Gemüsesorten sie zu finden sind, beantwortet das Heft, das sich vor allem an Fach-, Lehr- und Beratungskräfte, aber auch an interessierte VerbraucherInnen wendet.

Special, Bestell-Nr. 5-3475

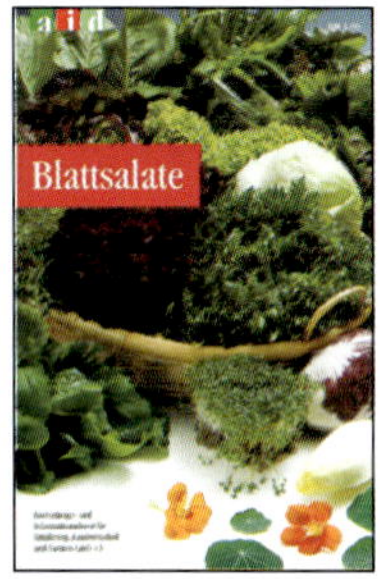

Blattsalate

Eine Portion Salat am Tag sollte es schon sein! Das mit Bildern illustrierte Heft „Blattsalate“ informiert über die gängigsten Sorten, ihre Besonderheiten und Zubereitungsmöglichkeiten. Ferner werden Aspekte des Verbraucherschutzes behandelt sowie Tipps für Einkauf und Zubereitung gegeben.

Heft, Bestell-Nr. 5-1349

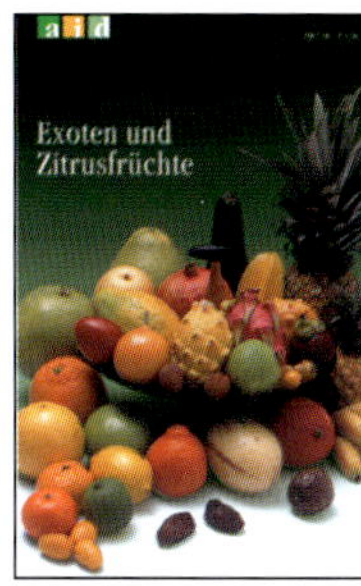

Exoten und Zitrusfrüchte

Um das Angebot überschaubarer zu machen, werden in diesem Heft die wichtigsten Exoten und Zitrusfrüchte beschrieben.
Dabei wird vor allem auf die Warenkunde, aber auch auf die ernährungsphysiologische Bedeutung und auf Aspekte des Verbraucherschutzes eingegangen.

Heft, Bestell-Nr. 5-1281

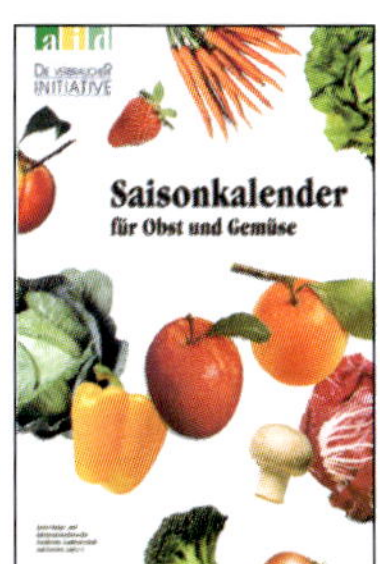

Saisonkalender für Obst und Gemüse

Fünf Portionen Obst und Gemüse am Tag: die sollten dann natürlich auch noch preiswert und schmackhaft sein. Dafür sind unsere einheimischen Obst- und Gemüsearten genau das Richtige. Der Saisonkalender für Obst und Gemüse zeigt, in welchen Monaten welche Arten Hochsaison haben und damit besonders gut und günstig auf dem Markt zu haben sind.

Poster, Bestell-Nr. 5-3488

aus Deutschland: aid-Vertrieb DVG, Birkenmaarstraße 8, D-53340 Meckenheim, Tel: (02225) 9261-46/-76, Fax: (02225) 926118, E-Mail: Bestellung@aid.de
aus Österreich und Südtirol: ÖAV, Achauerstraße 49a, A-2335 Leopoldsdorf, Tel.: (02235) 929 441, Fax: (02235)929-459, E-Mail: buch@agrarverlag.at

Firma Kunden-Nr. (falls vorhanden)

Name

Straße/Postfach

PLZ/Ort

Telefon Fax E-Mail

Ich (Wir) bestelle(n) für einen **Mindest-Auftragswert von 10,00 DM** zuzüglich Porto und Verpackung gegen Rechnung (Angebotsstand: März 2001):

Best.-Nr.	Titel	Medium	Anzahl	Einzelpreis DM / €	Gesamtpreis DM / €
5-1002	Obst	Heft		4,00 / 2,05	
5-1024	Gemüse	Heft		5,00 / 2,56	
5-3475	Gemüse und Obst für eine gesunde Ernährung – sekundäre Pflanzenstoffe als Wirkstoffe	Special		7,00 / 3,58	
5-1349	Blattsalate	Heft		3,00 / 1,53	
5-1281	Exoten und Zitrusfrüchte	Heft		5,00 / 2,56	
5-3488	Saisonkalender für Obst und Gemüse	Poster		4,00 / 2,05	
5-8410	Köstliches Gemüse & knackige Salate frisch auf den Tisch	Video		29,95 / 15,31	
5-8413	Obst und Gemüse aus dem eigenen Garten	Video		29,95 / 15,31	
				Insgesamt	

Die jeweils gültigen Lieferbedingungen finden Sie in dem aktuellen aid-Bestell-Verzeichnis, das wir Ihnen gerne zusenden. Für Österreich und Südtirol gelten gesonderte Lieferbedingungen.

Bitte senden Sie mir (uns) kostenlos und unverbindlich:

☐ **aid-Bestell-Verzeichnis** (erscheint monatlich)

☐ **aid-Medienkatalog** (erscheint jährlich)

Datum Unterschrift